# Precision Terapéutica: Una Guía Detallada para el Cálculo de Dosificaciones en el Campo Médico

## Métodos, Errores Comunes, Herramientas Tecnológicas y Directrices para una Administración Segura y Personalizada de Medicamentos

**María Enfermera**

# 1. Introducción

Propósito e importancia de las calculadoras de dosis en enfermería. El arte y la ciencia de la enfermería requieren competencia y precisión, especialmente cuando se trata de administrar medicamentos a los pacientes. Todos los días, en clínicas y hospitales de todo el mundo, los enfermeros son responsables de asegurar que los pacientes tomen los medicamentos de manera segura y precisa. Para garantizar esto, la comprensión y competencia en el cálculo de las dosis son esenciales. Una calculadora de dosis para enfermería no es solo una herramienta que simplifica una tarea matemática. Es una salvaguardia que asegura que los pacientes reciban la cantidad adecuada de medicamento necesaria para su tratamiento, evitando la sobredosificación o la subdosificación. Estas calculadoras tienen en cuenta las específicas necesidades del paciente, como edad, peso y condición, y ayudan a traducir esta información en un dosaje de medicamento seguro y eficaz.

## 2. La necesidad de precisión en el mundo clínico

En el campo de la salud, el error no es solo una simple omisión; puede tener graves consecuencias, potencialmente fatales. Esto es especialmente cierto cuando se trata de la dosificación de medicamentos. Un error de cálculo podría llevar a una sobredosificación, que podría provocar una reacción adversa o, en el peor de los casos, la muerte. Por otro lado, una subdosificación podría hacer que un tratamiento sea ineficaz, comprometiendo la recuperación del paciente o prolongando su sufrimiento. En un escenario clínico, cada decisión y acción debe llevarse a cabo con la máxima atención y precisión. La precisión no es solo una habilidad deseable, sino una necesidad absoluta. En el contexto de la administración de medicamentos, la precisión garantiza que cada paciente reciba la cantidad adecuada de medicamento según sus necesidades únicas, maximizando los beneficios del tratamiento y minimizando los riesgos. La formación continua y el aprendizaje de las habilidades necesarias para calcular dosis con precisión son esenciales para cada enfermero. A través de la práctica y la formación, los enfermeros pueden asegurarse de brindar la mejor y más segura atención posible a sus pacientes. Con este libro, nos comprometemos a proporcionar una guía completa y práctica para comprender y dominar el cálculo de dosis en diversos escenarios clínicos. A través de ejemplos, ejercicios y explicaciones claras, esperamos hacer que esta tarea crucial sea un poco menos intimidante y mucho más accesible.

## 3. La profunda relación entre la enfermería y el cálculo de dosis

En el corazón de la enfermería hay un compromiso profundo e incansable con el bienestar de los pacientes. Los enfermeros, día tras día, se dedican a brindar atención compasiva y de alta calidad basada en habilidades especializadas y un amplio conocimiento. Una de las habilidades fundamentales que cada enfermero debe poseer es la capacidad de calcular dosis de medicamentos con precisión. La acción de administrar un medicamento, aunque parezca simple en la superficie, es en realidad un proceso complejo que requiere atención a los detalles y precisión. Cuando un médico prescribe un medicamento, la dosis a menudo se basa en varios factores que pueden incluir el peso, la edad, la condición clínica del paciente y incluso la farmacocinética y la farmacodinámica del propio medicamento. Sin embargo, esta prescripción debe traducirse en una acción concreta por parte del enfermero, que debe preparar y administrar el medicamento. En este contexto, el cálculo de la dosis no es un simple ejercicio matemático. Es más bien un conjunto crítico de decisiones que deben tomarse con cuidado para garantizar la seguridad del paciente. Cada medicamento tiene un perfil terapéutico que representa el rango de dosis en el que es seguro y efectivo. Superar este rango podría llevar a efectos tóxicos, mientras que quedarse por debajo podría no proporcionar el beneficio terapéutico deseado. Además, en un entorno clínico en constante movimiento, donde los pacientes a menudo tienen múltiples comorbilidades y están en tratamiento con varios medicamentos, la gestión y la administración segura de medicamentos se vuelven aún más complejas. Hay que tener en cuenta las interacciones farmacológicas, así como las posibles reacciones adversas. Además, los pacientes pueden tener insuficiencia renal o hepática que altera el metabolismo de los medicamentos y, por lo tanto, requiere ajustes de dosis. Por eso, el cálculo de dosis es más que una simple fórmula: es la síntesis de la anatomía, fisiología, farmacología y matemáticas. Requiere una comprensión profunda no solo del medicamento en cuestión, sino también del paciente como individuo. En la práctica diaria, los enfermeros a menudo se encuentran haciendo cálculos rápidos pero críticos. Por ejemplo, en una situación de emergencia, donde cada segundo cuenta, la capacidad de calcular rápidamente una dosis puede marcar la diferencia entre la vida y la muerte. Al mismo tiempo, en un entorno de atención paliativa, donde el confort del paciente es de máxima importancia, la capacidad de administrar la dosis adecuada de un analgésico puede tener un profundo impacto en la calidad de vida del paciente. Es interesante notar que, a pesar de la creciente digitalización de la medicina y la disponibilidad de herramientas y tecnologías avanzadas, la competencia en el cálculo de dosis sigue siendo fundamental. Si bien la tecnología puede ayudar y respaldar, la decisión final siempre recae en el enfermero. Y en esta decisión, la formación, la competencia y la experiencia desempeñan un papel crucial. El cálculo de dosis, por lo tanto, representa un punto de encuentro entre la ciencia y el arte de la enfermería. Mientras que la ciencia proporciona las herramientas y el conocimiento para realizar cálculos precisos, es el arte de la enfermería, con su atención al paciente como individuo y su dedicación al bienestar, lo que guía la aplicación de este conocimiento en la práctica. Finalmente, es esencial reconocer que, aunque el cálculo de dosis es una habilidad técnica, tiene un impacto profundamente humano. Cada cálculo, cada decisión, involucra a una persona con una historia, una familia, esperanzas y temores. Esta intersección de ciencia, arte y humanidad hace que el cálculo de dosis sea una de las habilidades más vitales y valiosas en la enfermería. Y a través de la formación y la práctica continua, los enfermeros pueden asegurarse de ejercer esta habilidad con el máximo cuidado y honestidad.

**Las Implicaciones Éticas del Cálculo de Dosis** son igualmente profundas. La profesión de enfermería se rige por un código ético que enfatiza la dignidad, el valor y los derechos únicos de cada individuo. Cada decisión relacionada con la dosificación de medicamentos debe reflejar estas prioridades éticas. La provisión de cuidados seguros, efectivos y apropiados está en el centro de este compromiso ético.

**La Dimensión Relacional de la Enfermería,** que se entrelaza con el cálculo de dosis, es igualmente importante. El enfermero no solo administra medicamentos, sino que a menudo también actúa como educador, consejero y defensor. El paciente o su familia pueden tener preguntas o preocupaciones sobre un medicamento, su dosis o sus efectos secundarios. El enfermero debe estar preparado no solo para calcular y administrar la dosis correcta, sino también para comunicar efectivamente la información relacionada con el medicamento, abordando las preocupaciones y ayudando al paciente y su familia a comprender su importancia y beneficios.

**Además, la Formación Continua y el Aprendizaje a lo Largo de Toda la Vida** son aspectos esenciales de la profesión de enfermería. La farmacología es una ciencia en constante evolución, con nuevos medicamentos y terapias que emergen regularmente. Los enfermeros deben ser proactivos en la actualización de sus habilidades y conocimientos, asegurándose de estar siempre al tanto de las mejores prácticas actuales en dosificación y administración de medicamentos.

**En todo esto, el Cálculo de Dosis** sigue siendo un punto focal, un ritual diario que simboliza el compromiso del enfermero con la provisión de cuidados seguros, compasivos y efectivos. A través de cada número, fórmula y decisión, se refleja la profunda responsabilidad del enfermero hacia la vida y el bienestar de los pacientes. Y esta responsabilidad, aunque es una carga, también es un privilegio, ya que brinda a los enfermeros la oportunidad de marcar la diferencia en la vida de las personas cada día.

**La Precisión en el Cálculo de Dosis** representa solo una parte de la compleja ecuación de la atención médica. Detrás de cada dosis administrada hay una profunda red de conocimientos que se entrelaza con la experiencia, la formación y la intuición del enfermero. Este cálculo trasciende las matemáticas simples y se convierte en un ejercicio de competencia clínica y juicio profesional.

**Si bien los errores en la dosificación pueden tener graves consecuencias para la salud del paciente,** la capacidad de calcular dosis con precisión está estrechamente relacionada con la confianza del paciente en el sistema de atención médica y su equipo de atención. Esta confianza es esencial para construir una relación terapéutica efectiva. Cuando un paciente se siente seguro de que los cuidados que recibe son precisos y personalizados, es más propenso a seguir las recomendaciones médicas, comunicarse abiertamente con su equipo de atención y participar activamente en su recuperación y bienestar.

**La Evolución de la Tecnología** ha traído consigo nuevos desafíos y oportunidades en el campo del cálculo de dosis. Si bien los dispositivos tecnológicos pueden ayudar y, en algunos casos, automatizar el proceso de cálculo, la responsabilidad final siempre recae en el ser humano que supervisa y autoriza la administración. La tecnología puede ayudar a reducir errores, pero la competencia humana, el juicio y la atención al detalle son insustituibles.

**Los Desafíos que los Enfermeros Enfrentan en el Cálculo de Dosis** no son estáticos. Cada día surgen nuevos medicamentos en el mercado, cada uno con sus propias indicaciones específicas, mecanismos de acción y perfiles de dosificación. Los enfermeros deben mantener sus habilidades actualizadas, no solo aprendiendo cómo funcionan estos nuevos medicamentos, sino también cómo se integran en los regímenes terapéuticos existentes de los pacientes.

**En la Luz de Estos Desafíos,** también emerge la importancia de la colaboración interprofesional. Los enfermeros, aunque a menudo están en la primera línea de la administración de medicamentos, no están aislados en esta responsabilidad. Colaboran estrechamente con farmacéuticos, médicos y otros profesionales de la salud para garantizar que cada paciente reciba la dosis correcta del medicamento apropiado. Esta colaboración es esencial, ya que cada miembro del equipo de atención aporta una perspectiva única y valiosa.

**Más allá de la colaboración interprofesional,** existe también un aspecto de autorreflexión y autoevaluación en el cálculo de dosis. Los enfermeros, en su búsqueda de la excelencia profesional, deben ser capaces de reconocer sus propios límites y buscar ayuda o aclaraciones cuando sea necesario. La cultura de la seguridad del paciente enfatiza la importancia de admitir y aprender de los errores, en lugar de ocultarlos.

**La Dimensión Educativa** es igualmente crítica. Los enfermeros experimentados a menudo actúan como mentores para sus colegas menos experimentados, compartiendo sus conocimientos y brindando orientación práctica en el campo. Esta transmisión de conocimientos es fundamental para mantener altos estándares de atención y garantizar que las generaciones futuras de enfermeros sean igualmente competentes en el cálculo de dosis.

**El Acto de Calcular una Dosis** no es, por lo tanto, una tarea meramente técnica. Es un acto de cuidado, un ejercicio de juicio clínico y una manifestación del compromiso del enfermero con la salud y el bienestar del paciente. A través del cálculo de dosis, los enfermeros demuestran su compromiso no solo con la seguridad del paciente, sino también con la integridad de su profesión. En cada cálculo reside la promesa del enfermero de proporcionar cuidados de alta calidad, personalizados y basados en la evidencia. Y esta promesa, respaldada por la formación, la experiencia y la pasión, es lo que hace que la profesión de enfermería sea tan esencial en el panorama de la atención médica.

**En Conclusión,** el cálculo de dosis en enfermería no es solo una tarea matemática, sino un elemento fundamental y multidimensional de la práctica clínica. Va más allá de la simple administración de medicamentos, ya que se entrelaza profundamente con la responsabilidad profesional, la ética, la formación y la comunicación. En primer lugar, cada cálculo es un compromiso concreto con la seguridad del paciente. Un error, incluso mínimo, puede tener graves repercusiones en la salud del paciente, afectando no solo su bienestar físico, sino también la confianza que deposita en el sistema de atención médica. Esta confianza, construida sobre una práctica de enfermería precisa y atenta, es fundamental para establecer relaciones terapéuticas efectivas, que son la base de una atención de calidad.

**La Complejidad del Cálculo de Dosis** se amplía debido a la rápida evolución de la farmacología y la creciente diversidad de pacientes y sus necesidades. Nuevos medicamentos, con nuevos perfiles de dosificación y mecanismos de acción, ingresan constantemente al mercado, lo que requiere que las enfermeras actualicen continuamente sus habilidades. Al mismo tiempo, los pacientes presentan una gama cada vez más amplia de condiciones, historias clínicas y respuestas al tratamiento, lo que requiere una atención y personalización cada vez mayores en la administración de medicamentos.

No podemos olvidar el contexto en el que trabajan las enfermeras. Las presiones de un entorno hospitalario de alta intensidad, con sus múltiples distracciones y urgencias, hacen que la precisión sea aún más crucial. La tecnología, aunque puede proporcionar herramientas para reducir los errores, no elimina la necesidad de juicio, intuición y competencia humanos. La máquina puede sugerir una dosis, pero es la enfermera quien debe evaluar su idoneidad en relación con el cuadro clínico general del paciente.

Finalmente, el cálculo de dosis no es una actividad solitaria. Se basa en una red de colaboración entre profesionales de la salud, incluidos médicos, farmacéuticos y otros especialistas. La comunicación efectiva, el intercambio de conocimientos y la formación continua son pilares esenciales para garantizar que cada dosis administrada no solo sea correcta desde el punto de vista matemático, sino también clínicamente apropiada y al servicio del bienestar general del paciente.

**En resumen, el cálculo de dosis es una manifestación del profundo compromiso de la enfermera con la seguridad, el cuidado y la integridad profesional.** Cada dosis administrada representa una promesa: la de proporcionar atención de alta calidad, personalizada, ética y basada en la evidencia. Y en este compromiso, las enfermeras se destacan no solo como técnicas competentes, sino como guardianas esenciales del bienestar humano en el panorama de la atención médica.

**2. Fundamentos de Matemáticas • Operaciones Matemáticas Básicas • Fracciones, Porcentajes, Decimales Fundamentos de Matemáticas** En la base de cualquier cálculo de dosis en enfermería se encuentra una sólida comprensión de los principios matemáticos fundamentales. Estos conceptos son esenciales no solo para realizar cálculos correctamente, sino también para comprender el "por qué" detrás de cada cálculo, lo que proporciona una atención segura y efectiva a los pacientes.

**Operaciones Matemáticas Básicas** Las cuatro operaciones matemáticas principales: adición, sustracción, multiplicación y división, son la base de cualquier cálculo. Aquí tienes una breve descripción:

- **Adición:** Es el proceso de sumar dos o más números. En el contexto de los medicamentos, puede ser útil al calcular la dosis total de un medicamento que se administrará durante un período determinado.
- **Sustracción:** Esta operación consiste en restar un número de otro. Es esencial al calcular diferencias, como la dosis restante de un medicamento después de una cierta administración.
- **Multiplicación:** Es el proceso de aumentar un número por otro número especificado. Esta operación es común cuando se calculan dosis basadas en el peso del paciente.
- **División:** Esta operación divide un número entre otro. Se utiliza, por ejemplo, cuando se debe determinar la dosis por unidad de un medicamento.

Estas operaciones son la base de las matemáticas y cualquier profesional de la salud debe dominarlas para garantizar la precisión en la administración de medicamentos.

**Fracciones, Porcentajes, Decimales**

Además de las operaciones básicas, tener una comprensión clara de las fracciones, los porcentajes y los decimales es fundamental para el cálculo de dosis.

- **Fracción:** Una fracción representa una parte de un número entero. Por ejemplo, si un medicamento debe administrarse en "1/2" de una tableta, ese "1/2" es una fracción. Las fracciones pueden convertirse en decimales y viceversa, y la capacidad de hacerlo con facilidad es crucial en el cálculo de dosis.

- **Porcentaje:** Un porcentaje es otra forma de representar una parte de un número entero, pero en una escala de 100. Las soluciones salinas, por ejemplo, pueden estar disponibles en diferentes concentraciones, como el 0,9%. Comprender cómo convertir porcentajes en fracciones y decimales puede ser esencial, especialmente cuando se trabaja con diferentes concentraciones.

- **Decimales:** Un decimal es un número que representa una parte de un número entero utilizando un punto decimal. Muchos cálculos de dosis arrojarán números decimales, y las enfermeras deben asegurarse de interpretar correctamente la posición del punto decimal para garantizar la precisión de la dosis.

Dominar estos conceptos matemáticos es clave para realizar cálculos de dosis de manera segura y efectiva. Los errores pueden tener graves consecuencias, lo que hace que este dominio sea no solo útil sino vital en el contexto clínico.

**Las Matemáticas en la Práctica de Enfermería** Aunque las matemáticas pueden parecer un tema abstracto y a veces intimidante para muchos, resultan ser un salvavidas en la práctica diaria de enfermería. Cada operación, desde la dosificación más simple de un medicamento líquido hasta el cálculo de un régimen de infusión complejo, depende de la capacidad de la enfermera para aplicar con precisión los principios matemáticos fundamentales.

**Operaciones Matemáticas Básicas** Las operaciones matemáticas básicas, por más rudimentarias que puedan parecer, forman la base de todos los cálculos más avanzados. La adición, por ejemplo, podría utilizarse al sumar la cantidad total de medicamento administrado en un turno de 12 horas, mientras que la sustracción podría entrar en juego al restar una dosis ya administrada de una dosis total prescrita.

La multiplicación se vuelve crítica, especialmente cuando se calculan dosis basadas en parámetros específicos del paciente. Imagina, por ejemplo, un medicamento que debe dosificarse según el peso del paciente. La multiplicación entre la dosis específica (expresada quizás en mg por kg) y el peso real del paciente se vuelve esencial. De manera similar, la división es fundamental cuando se trabajan con unidades de medida diferentes o cuando se debe distribuir una dosis total en varias administraciones. Un medicamento prescrito para administrarse en tres dosis iguales durante el día requeriría una división de la dosis total entre tres.

**Fracciones, Porcentajes, Decimales** A pesar de que las fracciones, los porcentajes y los decimales son conceptos que muchas personas recuerdan desde la escuela, adquieren un significado completamente nuevo y vital en la práctica de enfermería. Un medicamento podría prescribirse en una fracción de una dosis estándar, como 1/4 o 3/4 de una tableta. O podrías encontrarlo en soluciones con porcentajes específicos, como una solución al 5%. Comprender la relación entre fracciones, porcentajes y decimales es esencial. Convertir rápidamente entre estas formas puede marcar la diferencia entre una dosis correcta y un posible sobredosificación. Por ejemplo, saber que una solución al 10% equivale a una solución 0,10 o 1/10 puede ser vital al preparar una medicación o diluir un medicamento.

**En el Mundo Real** En el mundo real, las enfermeras también pueden lidiar con herramientas tecnológicas como bombas de infusión que requieren datos de entrada en formatos específicos. Algunas bombas pueden requerir dosificaciones en mililitros por hora, mientras que otras pueden requerir dosificaciones en microgramos por minuto. Comprender cómo convertir entre estas unidades y cómo utilizar decimales en el proceso es fundamental para garantizar que el paciente reciba la cantidad correcta de medicamento. Además, no se trata solo de comprender los números, sino también de comprender el contexto en el que se aplican. Un enfermero debe saber no solo "cómo" realizar el cálculo, sino también "por qué" lo está haciendo. Esta comprensión profunda del contexto y la razón detrás de cada cálculo garantiza que el cuidado del paciente siempre permanezca en el centro de la práctica de enfermería.

Mientras la tecnología continúa evolucionando y las herramientas se vuelven cada vez más avanzadas, las matemáticas siguen siendo un pilar fundamental. No importa cuán avanzadas sean las herramientas, la comprensión y la aplicación adecuada de los principios matemáticos por parte de la enfermera siempre serán cruciales. Y en un campo donde la precisión puede marcar la diferencia entre la vida y la muerte, las matemáticas, en todas sus formas, desempeñan un papel insustituible en la garantía de la seguridad y el cuidado del paciente.

**Matemáticas en la Práctica Clínica** Las matemáticas en la práctica de enfermería van más allá de la simple realización de cálculos; también se trata de interpretar y comprender las sutilezas. A menudo, la práctica clínica pone a las enfermeras frente a situaciones en las que un cálculo no es simplemente una fórmula que resolver, sino un conjunto de circunstancias clínicas a considerar.

Piensa, por ejemplo, en la variabilidad de los pacientes. Una dosis que funciona para un paciente puede no funcionar para otro. Factores como la edad, el metabolismo, la función renal o hepática y otras comorbilidades pueden influir en la farmacocinética y la farmacodinámica de los medicamentos. Esto significa que, incluso si dos pacientes reciben la misma dosis basada en su peso, la cantidad real del medicamento que llega al sitio de acción y su efectividad pueden variar significativamente.

Las fracciones, los porcentajes y los decimales desempeñan un papel importante en este contexto. Por ejemplo, es posible que sea necesario ajustar una dosis en función de una función renal comprometida. Si un paciente tiene, por ejemplo, solo el 50% de la función renal normal, esto podría traducirse en la necesidad de reducir la dosis de un medicamento eliminado por los riñones en un porcentaje correspondiente.

La farmacogenómica también entra en juego. A medida que este campo de la medicina se desarrolla, estamos descubriendo que las variaciones genéticas individuales pueden influir en la respuesta de un paciente a ciertos medicamentos. En algunos casos, estas variaciones genéticas pueden cuantificarse en términos de porcentaje, y las enfermeras pueden necesitar aplicar este conocimiento en la práctica, ajustando dosis o tiempos de administración en función de perfiles genéticos específicos.

Además de las dosis de medicamentos, las enfermeras también deben calcular otros aspectos del cuidado, como el balance hídrico de un paciente. Supervisar la ingesta y eliminación de líquidos, traducir estos valores en porcentajes de cambio y comprender lo que significan estas variaciones para el paciente son todas habilidades que requieren una sólida base matemática.

Un aspecto crucial más es la dilución. Muchos medicamentos se suministran en una forma concentrada que debe diluirse antes de su uso. Comprender cómo convertir concentraciones, como pasar de una solución al 10% a una al 5%, requiere una comprensión no solo de las operaciones matemáticas básicas, sino también de las leyes de concentración y dilución.

Lo que hace que todo esto sea aún más desafiante es la necesidad de realizar estos cálculos a menudo en situaciones de presión, donde el tiempo es esencial. La habilidad para realizar cálculos de manera rápida y precisa, mientras se considera el cuadro clínico general del paciente, no puede subestimarse.

A medida que se desarrollan nuevos medicamentos y terapias y la medicina se vuelve cada vez más personalizada, la necesidad de que las enfermeras tengan una sólida base matemática y apliquen estos conceptos en la práctica se vuelve cada vez más imperativa. Las matemáticas, en el contexto del cuidado del paciente, son un puente entre la ciencia y el arte de la enfermería, permitiendo a las enfermeras brindar atención óptima basada en sólidos principios y evidencia concreta.


En el contexto de la enfermería, los fundamentos matemáticos no son simplemente números o fórmulas abstractas, sino herramientas concretas que guían decisiones clínicas cruciales todos los días. Estas operaciones matemáticas básicas, como la suma, resta, multiplicación y división, así como la comprensión y manipulación de fracciones, porcentajes y decimales, son los pilares que sustentan una enfermería segura y efectiva.

Cada cálculo individual tiene implicaciones directas en la salud y el bienestar del paciente. Una dosis mal calculada o un porcentaje malinterpretado puede llevar a graves consecuencias, desde efectos secundarios no deseados hasta situaciones potencialmente letales. Es por eso que las matemáticas, en su aparente simplicidad, se convierten en una responsabilidad de vital importancia. Cada enfermero, independientemente de su campo de especialización o el contexto en el que trabaje, se basa en estos conceptos fundamentales para garantizar la administración correcta de medicamentos, monitorear con precisión el balance de líquidos, personalizar las terapias según las necesidades específicas de los pacientes y mucho más.

Además, más allá de la mera ejecución de cálculos, la habilidad crítica de la enfermera también radica en la capacidad de interpretar y aplicar estos números en el contexto clínico. Esto implica tener una visión integral del paciente, considerando todos los aspectos, desde el estado fisiológico hasta las comorbilidades, las variaciones genéticas y las preferencias personales, e integrar esta información con una sólida base matemática.

En conclusión, los fundamentos matemáticos no son solo una habilidad técnica, sino un aspecto central del arte y la ciencia de la enfermería. Representan un equilibrio entre la precisión de los números y la humanidad de la atención, asegurando que cada decisión clínica esté informada, sea precisa y, sobre todo, esté orientada al bienestar del paciente. En una era de medicina avanzada y personalizada, las matemáticas siguen siendo una de las herramientas más poderosas a disposición del enfermero para garantizar una atención de alta calidad y salvar vidas humanas.

## 3. Sistemas de Medición • Métrico, Imperial, Apotecario: Conversiones y Diferencias

Los sistemas de medición desempeñan un papel fundamental en el ámbito de la atención médica, especialmente en el cálculo de las dosis de medicamentos y la administración de terapias. Los enfermeros deben tener una comprensión clara de estos sistemas y sus interrelaciones para garantizar la seguridad de los pacientes.

**Métrico:** El sistema métrico es uno de los sistemas de medición más ampliamente adoptados, especialmente en el ámbito científico y médico. Se basa en unidades de medida como el metro, el gramo y el litro, y utiliza múltiplos y submúltiplos de diez, como el kilogramo (1000 gramos) o el mililitro (0,001 litros). Es un sistema intuitivo y fácilmente escalable, lo que lo hace ideal para muchas aplicaciones médicas. Por ejemplo, la mayoría de los medicamentos líquidos se prescriben en miligramos (mg) o mililitros (ml).

**Imperial:** El sistema imperial, a menudo llamado sistema estándar, tiene sus raíces en las unidades de medida tradicionales utilizadas en el pasado en Gran Bretaña y Estados Unidos. Algunas de las unidades más comunes incluyen la libra, la onza, la pinta y el galón. Aunque este sistema es menos común en el ámbito médico en comparación con el sistema métrico, los enfermeros en Estados Unidos aún pueden encontrarse teniendo que usarlo o convertirlo, especialmente cuando se trata de interpretar recetas antiguas o trabajar con pacientes que están más familiarizados con estas unidades.

**Apotecario:** Este es uno de los sistemas de medición más antiguos y tiene sus raíces en las tradiciones europeas de preparación de medicamentos. Aunque en gran parte ha quedado obsoleto en muchas partes del mundo, algunas de sus unidades todavía se utilizan en contextos específicos. Las unidades comunes del sistema apotecario incluyen el grano, la dracma y la minima. Su complejidad radica en las conversiones no estandarizadas entre las diferentes unidades, que pueden variar según la sustancia medida.

Las conversiones entre estos sistemas son cruciales. Por ejemplo, saber cómo convertir miligramos a granos o onzas a mililitros puede ser esencial en situaciones en las que se utilizan equipos o referencias basadas en diferentes sistemas de medición. Hay tablas y herramientas de conversión que los enfermeros pueden utilizar, pero tener familiaridad con las conversiones más comunes puede acelerar el proceso y reducir el riesgo de errores.

Las diferencias entre estos sistemas van más allá de las simples unidades de medida. Cada sistema tiene su propia historia, cultura y lógica. Mientras que el sistema métrico se basa en la decimalidad y se presta bien para su uso en contextos científicos debido a su uniformidad, los sistemas imperial y apotecario tienen raíces en tradiciones y prácticas históricas que pueden hacer que las conversiones sean menos intuitivas.

En resumen, comprender los sistemas de medición y sus interrelaciones es un elemento fundamental en la práctica de enfermería. Cada sistema tiene sus peculiaridades y, aunque el mundo avanza cada vez más hacia la adopción del sistema métrico, la capacidad de navegar y convertir entre estos sistemas sigue siendo una habilidad valiosa para garantizar la seguridad del paciente.

**La elección del sistema de medición adecuado puede tener un impacto directo en la eficacia y seguridad de las terapias farmacológicas.**

Mientras que algunos medicamentos se producen y distribuyen según un sistema de medición específico, otros pueden requerir conversiones, dependiendo del país de producción o de la institución de salud.

En la era moderna, la globalización de la producción y distribución farmacéutica puede llevar a situaciones en las que un médico en un país pueda recetar un medicamento basado en un sistema, mientras que una enfermera pueda tener acceso a un fármaco que utiliza un sistema de medición diferente. Estas discrepancias pueden introducir márgenes de error que pueden tener graves consecuencias para los pacientes.

Además, no se trata solo de medicamentos. Las herramientas utilizadas en la práctica diaria, como jeringas, infusiones y equipos de diagnóstico, pueden tener escalas basadas en varios sistemas de medición. Una jeringa que mide en mililitros podría no tener las mismas graduaciones que una jeringa que mide en onzas, a pesar de que ambas se utilicen para administrar líquidos.

**Otro aspecto a considerar es la formación y educación de los profesionales de la salud.** No todos los enfermeros y médicos están capacitados en los mismos sistemas de medición. Por ejemplo, un enfermero capacitado en Europa podría estar mucho más familiarizado con el sistema métrico, mientras que uno formado en los Estados Unidos podría tener un conocimiento más profundo del sistema imperial. Estas diferencias en la formación pueden plantear desafíos de comunicación, especialmente en contextos internacionales o multiculturales.

**También existen consideraciones históricas y culturales.** Aunque el sistema apotecario puede considerarse obsoleto en muchos contextos modernos, ha tenido un impacto significativo en la práctica médica durante siglos. Conocer los orígenes y razones detrás de las unidades de medida específicas puede ayudar a los profesionales de la salud a comprender mejor su aplicación y significado.

La terminología también puede variar. Por ejemplo, lo que se conoce como un "galón" en los Estados Unidos tiene un volumen diferente a un "galón" en el Reino Unido, a pesar de compartir el mismo nombre. Estas sutiles diferencias pueden causar confusión si no se identifican y abordan correctamente.

**Además, la continua evolución de la tecnología médica puede llevar a cambios en los sistemas de medición utilizados.** Con la llegada de la digitalización y la automatización, puede haber una creciente estandarización hacia el sistema métrico, pero esto no elimina la necesidad de que los profesionales de la salud sean versátiles y tengan un conocimiento profundo de todos los sistemas.

**En el campo de la enfermería, esta comprensión y conocimiento son cruciales para evitar errores en la dosificación,** que pueden tener efectos secundarios perjudiciales o potencialmente fatales. En este contexto, la capacidad de convertir rápidamente y con precisión entre sistemas, junto con la capacidad de reconocer cuándo es necesario hacer una conversión, se convierte en una habilidad invaluable.

**En el complejo entramado de la atención médica, las interacciones entre profesionales de la salud, pacientes y medicamentos están intrínsecamente ligadas a los sistemas de medición.**

Esta complejidad se ve amplificada por las diversas procedencias geográficas de los pacientes, los diferentes fabricantes de medicamentos y las variadas prácticas adoptadas en los centros de salud de todo el mundo.

En algunos casos, un paciente podría tener recetas de diferentes países debido a viajes o doble residencia. Estas recetas podrían utilizar sistemas de medición diferentes, lo que requeriría que la enfermera realice múltiples y precisas conversiones para garantizar la seguridad del paciente. Estos desafíos pueden ser aún más complicados si el paciente no puede comunicarse claramente debido a barreras lingüísticas o culturales.

**Más allá de las recetas, incluso el equipo utilizado en la atención de los pacientes puede variar según el sistema de medición.** Por ejemplo, un tensiómetro podría utilizar milímetros de mercurio (mmHg) como unidad de medida en una región, mientras que otro podría utilizar una unidad diferente en otra región. Estas diferencias pueden influir en la interpretación de los resultados y el subsiguiente diagnóstico o tratamiento.

Además, la globalización ha llevado a una mayor movilidad de los profesionales de la salud. Una enfermera capacitada en Asia podría encontrarse trabajando en Europa o América del Norte. Esta diversidad en la formación podría llevar a diferencias en la forma en que los profesionales de la salud abordan y comprenden los sistemas de medición, especialmente en situaciones de emergencia donde la velocidad y la precisión son esenciales.

La educación continua y la actualización profesional se vuelven esenciales. Con la llegada de nuevos medicamentos, técnicas y equipos, las enfermeras deben actualizar constantemente sus habilidades y ampliar su conocimiento de los sistemas de medición. Talleres, seminarios y cursos en línea pueden proporcionar a las enfermeras los recursos necesarios para mantenerse al día con las últimas tendencias y mejores prácticas.

**La tecnología también puede ofrecer soluciones.** Las aplicaciones y el software de conversión están cada vez más disponibles y pueden ayudar a las enfermeras a realizar conversiones de manera rápida y precisa. Sin embargo, estos instrumentos no reemplazan la necesidad de una comprensión sólida de los conceptos básicos. De hecho, una dependencia excesiva en la tecnología puede llevar a la complacencia y posibles errores si las herramientas no están disponibles o funcionan de manera incorrecta.

La cultura y las expectativas del paciente son otro factor a considerar. Mientras que un paciente podría estar acostumbrado a recibir dosis de medicamentos en una cierta unidad de medida en su país de origen, podría sentirse confundido o preocupado si una enfermera en otro país utiliza un sistema diferente. La comunicación efectiva y la educación del paciente se vuelven fundamentales para garantizar la comprensión y la confianza del paciente en el proceso de atención.

**La práctica de enfermería, en su núcleo, se centra en la atención y seguridad del paciente.** En la compleja red de la atención médica moderna, la comprensión y navegación de los sistemas de medición se convierten en una parte integral de esta misión. Aunque pueda parecer un detalle técnico, su importancia en la garantía de una atención efectiva y segura no puede subestimarse.

## El Rol Fundamental de los Sistemas de Medición en la Atención Sanitaria

El tema de los sistemas de medición en el ámbito sanitario no es meramente una cuestión técnica o burocrática, sino que representa un pilar fundamental en la perspectiva de la seguridad y eficacia de la atención médica. La dominación de los diferentes sistemas, ya sean métricos, imperiales o apotecarios, y la capacidad de moverse con agilidad entre ellos son habilidades esenciales para cualquier profesional del sector sanitario, especialmente para los enfermeros que están en la primera línea de la administración de medicamentos y el monitoreo de pacientes.

En este sentido, la globalización y la movilidad de pacientes y profesionales de la salud han hecho que esta cuestión sea aún más relevante. Vivimos en una época en la que un paciente puede ser diagnosticado en un país, recibir tratamiento en otro y luego ser monitoreado en su hogar en una nación completamente diferente. Esta complejidad geográfica y clínica implica que los sistemas de medición no pueden considerarse de forma aislada. La capacidad de convertir, interpretar y aplicar las unidades de medida de manera apropiada en diferentes situaciones es esencial para garantizar una atención precisa y personalizada.

## La Importancia de la Comunicación y la Formación

No debe pasarse por alto el aspecto de la comunicación. La transparencia y claridad en la comunicación entre profesionales y pacientes son fundamentales para prevenir errores y malentendidos. Cuando un paciente no comprende las dosis de los medicamentos o tiene dudas sobre los sistemas de medición utilizados, existe un riesgo tangible de falta de adherencia al tratamiento o de administración inadecuada. Esto subraya la importancia de una formación efectiva y una educación continua para los profesionales de la salud, no solo en técnicas clínicas, sino también en la capacidad de comunicar esta información de manera comprensible para los pacientes.

## Conclusión

En resumen, si bien la tecnología y las herramientas digitales pueden brindar apoyo en este ámbito, no pueden reemplazar el conocimiento profundo y la comprensión crítica por parte de los enfermeros. Estos profesionales deben estar equipados no solo con las habilidades para realizar conversiones y cálculos, sino también con la sabiduría para reconocer cuándo y cómo utilizar cada sistema, teniendo siempre en mente el objetivo final: brindar atención segura, eficaz y compasiva. La maestría de los sistemas de medición, por lo tanto, no es solo una cuestión de números, sino que representa un compromiso ético y profesional en beneficio del bienestar de los pacientes.

## 4. Principios de Farmacología • Introducción a la Farmacología y Terminología

**Introducción a la Farmacología** La farmacología, como campo de estudio, examina en profundidad la interacción entre los medicamentos y los organismos vivos. Explora cómo las sustancias químicas, ya sean naturales o sintéticas, afectan los procesos fisiológicos y bioquímicos. Esta rama de la medicina es fundamental para comprender la terapia farmacológica y, en particular, para garantizar que los medicamentos se administren de manera segura y eficaz.

**Introducción a la Farmacología** En la base de la farmacología se encuentran conceptos clave relacionados con la forma en que los medicamentos se absorben, distribuyen, metabolizan y eliminan del cuerpo, a menudo resumidos con el acrónimo ADME. Estos procesos son cruciales para comprender cómo y cuándo un medicamento ejercerá su efecto y cuánto tiempo permanecerá activo en el cuerpo.

Además de estos procesos fundamentales, la farmacología examina las reacciones que los medicamentos tienen con receptores específicos en las células. Estas reacciones pueden describirse en términos de afinidad (cuán fuerte es la unión entre el medicamento y el receptor) y eficacia (cuán bien el medicamento activa o inhibe el receptor). La comprensión de estas interacciones es esencial para desarrollar nuevos medicamentos y prever cómo reaccionarán en el cuerpo humano.

**Terminología Básica en Farmacología** • **Medicamento:** Sustancia química utilizada para diagnosticar, tratar o prevenir enfermedades o trastornos, o para aliviar sus síntomas. • **Farmacodinámica:** Estudia el efecto de los medicamentos en el organismo, es decir, cómo los medicamentos ejercen sus efectos terapéuticos y los mecanismos involucrados. • **Farmacocinética:** Analiza el movimiento de los medicamentos dentro del cuerpo, incluyendo la absorción, distribución, metabolismo y eliminación. • **Agonista:** Medicamento que activa un receptor y produce una respuesta. • **Antagonista:** Medicamento que se une a un receptor pero no lo activa, evitando así su activación por un agonista. • **Biodisponibilidad:** Porcentaje de un medicamento administrado que llega a la circulación sistémica en una forma no alterada y, por lo tanto, puede ejercer un efecto terapéutico. • **Vida media:** Tiempo necesario para reducir en un 50% la concentración de un medicamento en el plasma sanguíneo.

Conocer estos términos y conceptos es esencial para quienes trabajan en el campo de la salud, especialmente para los enfermeros, ya que les permite comprender la ciencia detrás de la administración de medicamentos y proporcionar cuidados seguros y efectivos a los pacientes. La farmacología no se limita al estudio de los medicamentos en sí, sino que representa la sinergia entre la ciencia, la medicina y el cuidado del paciente. Cada enfermero debe tener una base sólida en farmacología para tomar decisiones informadas y brindar atención óptima.

La farmacología, al ser un campo amplio y complejo, está en constante evolución con el descubrimiento de nuevos medicamentos y una comprensión cada vez más profunda de los mecanismos moleculares y celulares que regulan la respuesta del cuerpo a estas sustancias.

En el corazón de la farmacología se encuentra el concepto de selectividad. Mientras que en teoría un medicamento debería actuar solo en un objetivo específico para producir un efecto deseado, en la práctica muchos medicamentos tienen efectos en más de un tipo de receptor o canal. Esto puede llevar a efectos secundarios. Por ejemplo, un medicamento diseñado para reducir la presión arterial al actuar sobre un tipo de receptor en el corazón también podría afectar a otros receptores en el cuerpo, lo que podría dar lugar a efectos no deseados como sequedad de boca o fatiga.

Las vías de administración de medicamentos son otro aspecto fundamental. Cada vía, ya sea oral, intramuscular, intravenosa o tópica, tiene sus propias peculiaridades en cuanto a velocidad de acción, biodisponibilidad y posibles complicaciones. Los enfermeros deben ser especialmente conscientes de estas diferencias. Por ejemplo, un medicamento administrado por vía intravenosa tiene un efecto casi inmediato y una biodisponibilidad del 100%, pero también conlleva un mayor riesgo de reacciones adversas rápidas.

Un área fascinante y en constante desarrollo de la farmacología se refiere a los medicamentos biológicos y la terapia génica. Los medicamentos biológicos se fabrican utilizando organismos vivos y a menudo apuntan a objetivos muy específicos en el cuerpo. A diferencia de los medicamentos tradicionales, que suelen ser pequeñas moléculas químicas, los medicamentos biológicos pueden ser proteínas o ácidos nucleicos. Esta especificidad puede reducir los efectos secundarios, pero también puede plantear desafíos en términos de producción, almacenamiento y administración.

La terapia génica, por otro lado, tiene como objetivo tratar enfermedades mediante la introducción, eliminación o modificación del material genético dentro de las células de un individuo. Si bien las posibilidades de estas terapias son inmensas, todavía existen numerosos desafíos técnicos y éticos que deben superarse.

Otro aspecto crítico es la farmacogenética, que explora cómo las variaciones genéticas individuales pueden influir en la respuesta de una persona a los medicamentos. Esto puede tener implicaciones profundas en la personalización de la terapia farmacológica. Por ejemplo, un paciente puede tener una variante genética que lo hace más susceptible a los efectos secundarios de un medicamento específico, o que aumenta o disminuye la eficacia del medicamento. La farmacogenética busca identificar estas variantes para permitir que los médicos receten el medicamento más adecuado y seguro para cada paciente.

Finalmente, no podemos olvidar la importancia de la ética en la farmacología. Con la creciente capacidad de crear medicamentos poderosos y dirigidos, surgen preguntas sobre quién debería tener acceso a estos medicamentos, cómo deben ser probados y si existen límites éticos para lo que la farmacología puede o debe buscar lograr.

**Impacto Ambiental de los Medicamentos** Dentro del amplio panorama de la farmacología, es interesante examinar también el impacto ambiental de los medicamentos. Cuando pensamos en los medicamentos, a menudo nos enfocamos en sus efectos directos en el individuo, pasando por alto el hecho de que, una vez excretados o eliminados, estos compuestos pueden ingresar al medio ambiente. Esto puede ocurrir a través del sistema de alcantarillado, donde los medicamentos no completamente metabolizados pueden terminar en cursos de agua e influir en la fauna acuática. Hay estudios que demuestran cómo algunas especies de peces pueden verse afectadas por la presencia de medicamentos como hormonas o antidepresivos en los cuerpos de agua.

**Resistencia a los Medicamentos** Otro tema crucial se refiere a la resistencia a los medicamentos. Los antibióticos, por ejemplo, han sido un pilar de la medicina moderna, pero su uso excesivo o inadecuado ha llevado al surgimiento de cepas de bacterias resistentes. Esta resistencia a los antibióticos representa uno de los principales desafíos para la salud mundial, con la perspectiva de enfermedades antes tratables que vuelven a ser letales.

**Acceso a los Medicamentos** En el contexto de la globalización, también es fundamental considerar el acceso a los medicamentos. Mientras que las naciones industrializadas tienen un amplio acceso a una amplia gama de medicamentos, muchas regiones del mundo, especialmente los países en desarrollo, enfrentan desafíos significativos. Estos incluyen la disponibilidad limitada de tratamientos esenciales, costos prohibitivos y la presencia de medicamentos falsificados o de baja calidad. La cuestión del acceso equitativo a los medicamentos es un desafío ético que requiere atención tanto a nivel nacional como internacional.

**Medicamentos Huérfanos** Otra área de interés se refiere a los llamados "medicamentos huérfanos", es decir, aquellos destinados al tratamiento de enfermedades raras. Debido al número limitado de pacientes afectados por estas enfermedades, no siempre es económicamente rentable para las compañías farmacéuticas invertir en investigación y desarrollo para estos tratamientos. Sin embargo, para los pacientes afectados por estas enfermedades, dichos medicamentos pueden representar la única esperanza de tratamiento. Como sociedad, ¿cómo equilibramos las necesidades económicas con la necesidad ética de brindar atención a todos?

**Interacción Medicamento-Microbioma Humano** Un área que está recibiendo cada vez más atención es la interacción entre los medicamentos y el microbioma humano, la vasta comunidad de microorganismos que habita en nuestro cuerpo. Se cree que el microbioma influye en la respuesta a los medicamentos, el metabolismo e incluso la susceptibilidad a los efectos secundarios. Esto sugiere que en el futuro podríamos tener que considerar no solo el perfil genético del paciente, sino también la composición de su microbioma al recetar medicamentos.

**Interacciones entre Medicamentos** Las interacciones entre medicamentos representan otro desafío. Mientras que un solo medicamento podría tener un perfil de seguridad bien definido cuando se usa solo, su uso combinado con otros medicamentos podría producir efectos inesperados o potenciados. Con la creciente prevalencia de pacientes polimedicados, especialmente en las poblaciones de edad avanzada, la capacidad de prever y gestionar estas interacciones se vuelve esencial.

**Educación del Paciente sobre Farmacoterapia** La educación del paciente sobre la farmacoterapia es un área que merece una atención especial. A menudo, la comprensión del paciente sobre el uso, los efectos secundarios y los posibles beneficios de un medicamento puede influir directamente en su adherencia al tratamiento. Estudios han demostrado que los pacientes que comprenden por qué están tomando un medicamento en particular y los posibles beneficios derivados son más propensos a seguir el régimen terapéutico. Esta conciencia destaca la importancia de que los enfermeros y otros profesionales de la salud proporcionen una educación clara y comprensible sobre los medicamentos.

**Tecnología en la Farmacología Moderna** La tecnología está desempeñando un papel cada vez más prominente en la farmacología moderna. Las aplicaciones digitales, por ejemplo, pueden ayudar a los pacientes a monitorear su ingesta de medicamentos, reconocer los efectos secundarios y reportar cualquier anomalía a sus proveedores de atención médica. Estas aplicaciones también pueden proporcionar recordatorios para la toma de medicamentos, asegurando que los pacientes no se salten las dosis y mantengan un régimen terapéutico constante.

**Inteligencia Artificial en la Descubrimiento de Medicamentos** Una perspectiva interesante también involucra el uso de inteligencia artificial (IA) en el descubrimiento y desarrollo de nuevos medicamentos. La potencia computacional de las modernas tecnologías de IA permite analizar enormes conjuntos de datos para identificar posibles compuestos farmacéuticos y prever su eficacia y seguridad en modelos biológicos. Esto podría revolucionar la velocidad y eficiencia con la que se introducen nuevos medicamentos en el mercado.

**Ética de la Experimentación Clínica** La ética de la experimentación clínica es otra cuestión central en la farmacología. Para determinar la eficacia y seguridad de un nuevo medicamento, es necesario probarlo en sujetos humanos. Esto plantea cuestiones éticas sobre el consentimiento informado, la selección de participantes y los posibles riesgos y beneficios. Además, con la creciente globalización de la investigación clínica, surgen cuestiones relacionadas con la realización de ensayos clínicos en países con diferentes normas éticas o recursos limitados.

**Evolución de las Enfermedades** Otro aspecto a considerar es la evolución de las propias enfermedades. A medida que la sociedad cambia, también lo hacen las enfermedades. Por ejemplo, con el aumento de la obesidad a nivel mundial, se espera una mayor necesidad de medicamentos para tratar las complicaciones relacionadas, como la diabetes y las enfermedades cardiovasculares. Del mismo modo, el envejecimiento de la población podría dar lugar a una mayor demanda de medicamentos para tratar enfermedades relacionadas con la edad, como el Alzheimer o la osteoporosis.

**Cultura y Percepción Social de los Medicamentos** Por último, no se puede pasar por alto el papel de la cultura y la percepción social de los medicamentos. En diferentes culturas, el uso de medicamentos puede ser visto de manera muy diferente. En algunos contextos, puede haber una mayor confianza en la medicina tradicional en comparación con los medicamentos modernos, mientras que en otros puede haber una tendencia a sobreutilizar o abusar de ciertos medicamentos.

Comprender estas dinámicas culturales puede ser esencial para la administración y prescripción efectiva de medicamentos en una sociedad cada vez más globalizada.

**Conclusiones** La farmacología no es solo el estudio de las sustancias que afectan los procesos biológicos, sino que representa un punto de encuentro entre la ciencia, la sociedad, la ética y la cultura. Cada medicamento lleva consigo una historia, desde la idea inicial hasta el descubrimiento, la experimentación clínica y, finalmente, su introducción en el mercado farmacéutico. Este proceso no está impulsado únicamente por la búsqueda de eficacia terapéutica, sino también por consideraciones económicas, éticas y sociales. La terminología farmacológica, como primer punto de entrada para cualquiera que se acerque a esta disciplina, es fundamental no solo para comprender el "cómo" y el "por qué" detrás de la acción de un medicamento, sino también para comunicarse de manera efectiva dentro de la comunidad médica y con los pacientes. Esta terminología refleja la complejidad y profundidad del campo, abarcando desde las vías metabólicas hasta las interacciones medicamentosas, los efectos secundarios y las reacciones adversas. Sin embargo, además de la terminología técnica, es fundamental comprender los contextos más amplios en los que se encuentra la farmacología. Esto incluye la importancia de la educación del paciente, la evolución de las enfermedades, la percepción social de los medicamentos y el impacto de la globalización. La farmacología no es una ciencia aislada; está profundamente entrelazada con el tejido mismo de la sociedad e influenciada por cambios culturales, económicos y tecnológicos. En una era en la que la información es cada vez más accesible pero a menudo distorsionada o engañosa, la capacidad de comunicar información clara y precisa sobre la farmacología es más importante que nunca. Y mientras nos esforzamos por desarrollar nuevos medicamentos para abordar enfermedades emergentes y desafíos de salud global, también debemos reflexionar críticamente sobre las implicaciones más amplias de nuestras elecciones y acciones. En resumen, la farmacología, con su terminología y sus principios, es una lente a través de la cual podemos ver no solo el mundo microscópico de los procesos celulares, sino también las dinámicas macroscópicas de la sociedad global y los desafíos éticos que enfrentamos.

**Lectura de Prescripciones Médicas** Interpretar correctamente una prescripción médica es fundamental para garantizar la seguridad del paciente y la eficacia del tratamiento. Las prescripciones pueden parecer complejas debido al uso de abreviaturas, terminología médica y notaciones específicas. Sin embargo, comprender las prescripciones es esencial para enfermeros, farmacéuticos y otros profesionales de la salud, así como para los propios pacientes.

**Orígenes e Historia de las Prescripciones** Las prescripciones tienen una larga historia, que se remonta a las antiguas civilizaciones, cuando se grababan en tabletas de arcilla o se escribían en papiro. Con el tiempo, la estructura y el formato de las prescripciones se estandarizaron más, especialmente con el advenimiento de la práctica médica moderna. Aunque hoy en día las prescripciones a menudo se generan electrónicamente, la terminología y las abreviaturas tradicionales aún se utilizan ampliamente.

**Elementos Clave de las Prescripciones** Las prescripciones generalmente incluyen:

- **Nombre del Paciente y Detalles de Identificación:** Estos garantizan que el medicamento se proporcione a la persona adecuada.

- **Fecha:** Indica cuándo se escribió la prescripción. Algunas prescripciones tienen una fecha de vencimiento después de la cual ya no se pueden dispensar.

- **Nombre del Medicamento:** Puede ser el nombre genérico o el nombre de marca.

- **Dosis:** Indica la cantidad de medicamento que el paciente debe tomar.

- **Vía de Administración:** Por ejemplo, oral, intramuscular, tópica.

- **Frecuencia:** Especifica con qué regularidad el paciente debe tomar el medicamento, como dos veces al día, todos los días, etc.

- **Duración:** Por cuánto tiempo el paciente debe tomar el medicamento.

- **Instrucciones Específicas:** Por ejemplo, "tomar con comida" o "evitar la exposición al sol".

- **Firma del Médico y Detalles de Contacto:** Importantes para la verificación y cualquier pregunta.

## Abreviaturas Comunes en las Prescripciones

Comprender las abreviaturas es fundamental para interpretar correctamente una prescripción. Por ejemplo:

- **q.d.:** todos los días

- **b.i.d.:** dos veces al día

- **t.i.d.:** tres veces al día

- **q.i.d.:** cuatro veces al día

- **p.r.n.:** según sea necesario

- **a.c.:** antes de las comidas

- **p.c.:** después de las comidas

## Desafíos en la Interpretación de las Prescripciones

A pesar de los esfuerzos por hacer que las prescripciones sean claras y comprensibles, pueden surgir problemas. Por ejemplo, la escritura ilegible o el uso incorrecto de las abreviaturas pueden llevar a errores en la dispensación de medicamentos. Con el aumento de las prescripciones electrónicas, muchos de estos problemas están disminuyendo, pero aún pueden surgir desafíos, como errores de sistema o problemas de compatibilidad entre diferentes software.

## Papel de los Pacientes en la Interpretación de las Prescripciones

Si bien los profesionales de la salud desempeñan un papel clave en la interpretación y ejecución de las prescripciones, los pacientes también tienen una responsabilidad. Es importante que los pacientes comprendan su prescripción, hagan preguntas cuando tengan dudas y sigan las instrucciones cuidadosamente. Además, siempre deben verificar las etiquetas de los medicamentos cuando los reciban para asegurarse de que coincidan con lo que se les ha recetado.

En resumen, interpretar correctamente una prescripción es una habilidad esencial para garantizar que los medicamentos se administren de manera segura y efectiva. Requiere una combinación de comprensión de la terminología médica, atención a los detalles y comunicación clara entre médicos, farmacéuticos, enfermeros y pacientes.

**Tendencias Tecnológicas y Prescripciones Electrónicas** Las tendencias tecnológicas han introducido las prescripciones electrónicas, que tienen como objetivo reducir los errores humanos. Sin embargo, estos sistemas no están libres de desafíos. Las interfaces de software deben ser intuitivas y minimizar la posibilidad de ingresar datos incorrectos. Aunque la legibilidad de la escritura ya no es un problema, las prescripciones electrónicas pueden presentar problemas de integración entre diferentes sistemas hospitalarios o farmacéuticos, creando barreras en la transmisión de información.

**Importancia de la Educación Continua** Dada la constante evolución de las terapias farmacológicas y las recomendaciones clínicas, es esencial que los profesionales de la salud se comprometan con la educación continua. Esto ayuda no solo a asegurarse de que comprendan las nuevas terapias disponibles, sino también a familiarizarse con términos o abreviaturas nuevos o menos comunes que podrían aparecer en las prescripciones.

## Comunicación entre Profesionales de la Salud

Es fundamental que exista una comunicación abierta y clara entre los diversos profesionales de la salud. Por ejemplo, si un farmacéutico tiene dudas sobre una prescripción, debería sentirse libre de comunicarse con el médico que la recetó para solicitar aclaraciones. Este tipo de comunicación interprofesional puede prevenir errores potencialmente peligrosos y garantizar la seguridad del paciente.

## Papel de los Pacientes y Analfabetismo Funcional

Si bien los profesionales de la salud tienen la responsabilidad principal de garantizar la claridad de las prescripciones, los pacientes también desempeñan un papel crucial. Se estima que un porcentaje significativo de la población sufre de "analfabetismo funcional", lo que significa que podrían no comprender completamente las instrucciones escritas. Esto destaca la necesidad de garantizar que las prescripciones estén escritas de manera clara y comprensible, y de que los pacientes reciban una capacitación adecuada sobre cómo leer e interpretar las instrucciones.

## Prescripciones en Diferentes Idiomas

En un mundo cada vez más globalizado, no es raro que los pacientes reciban atención médica en un país donde no hablan el idioma nativo. Esto plantea el desafío de asegurarse de que las prescripciones sean comprensibles incluso para aquellos que no hablan el idioma en el que están escritas. Algunos hospitales y clínicas están implementando sistemas de traducción automática o utilizando traductores humanos para garantizar la claridad de las prescripciones para todos los pacientes, independientemente de su lengua materna.

**Cumplimiento de Normativas y Privacidad** Con la llegada de las prescripciones electrónicas, también surgen preocupaciones sobre la privacidad y la seguridad de los datos. Es esencial que estos sistemas cumplan con las regulaciones de privacidad y garanticen la seguridad de la información sensible de los pacientes.

En última instancia, aunque la interpretación de las prescripciones puede parecer una simple transferencia de información de un documento a otro, en realidad representa una compleja combinación de habilidades, comunicación y tecnología. Cada aspecto de este proceso tiene profundas implicaciones para la seguridad y el bienestar de los pacientes.

La gestión de las prescripciones médicas es complicada y requiere una comprensión profunda no solo de la terminología médica y farmacológica, sino también de las dinámicas interpersonales y las tecnologías emergentes. Profundicemos en algunos aspectos de esta compleja área.

**Cultura de la Seguridad y la Reducción de Errores** Los errores relacionados con las prescripciones son una de las principales preocupaciones en el sector de la salud. Para reducir tales errores, muchas instituciones de salud están adoptando una cultura de seguridad que enfatiza la importancia de comunicar abiertamente los errores, analizarlos e implementar medidas correctivas. Este tipo de cultura alienta a los profesionales de la salud a informar los errores sin temor a represalias, lo que permite una respuesta más efectiva.

**Rol de la Tecnología y la Inteligencia Artificial** Con la evolución de la tecnología, la inteligencia artificial (IA) está desempeñando un papel cada vez más importante en la gestión de las prescripciones. Hay sistemas que utilizan la IA para detectar posibles interacciones farmacológicas, dosificaciones incorrectas u otras anomalías en una prescripción antes de que llegue al paciente. Estos sistemas pueden actuar como una capa adicional de verificación, reduciendo el riesgo de errores humanos.

**Dinámicas Interpersonales y Atención al Paciente** No se puede enfatizar lo suficiente la importancia de la comunicación efectiva entre el médico y el paciente. El médico debe asegurarse de que el paciente comprenda no solo la dosis y la frecuencia de toma del medicamento, sino también la razón de la prescripción, los posibles efectos secundarios y las posibles interacciones con otros medicamentos. Esto requiere tiempo, empatía y atención.

## Problemas de Acceso a la Atención Médica y Costo de los Medicamentos

Las prescripciones, aunque son un elemento fundamental en el plan de atención del paciente, pueden presentar problemas si los pacientes no pueden pagar los medicamentos recetados. En muchas naciones, el costo elevado de los medicamentos representa un obstáculo significativo para muchos pacientes. Los profesionales de la salud deben ser conscientes de estos desafíos y buscar, cuando sea posible, alternativas más económicas o programas de asistencia que puedan ayudar a los pacientes a obtener los medicamentos que necesitan.

## Conciencia Cultural y Sensibilidad

En una sociedad cada vez más diversa, los profesionales de la salud también deben ser conscientes de las diferencias culturales que pueden influir en la percepción y el uso de los medicamentos. Por ejemplo, algunas culturas pueden tener creencias o prácticas tradicionales que afectan su disposición para tomar ciertos medicamentos. Comprender y respetar estas diferencias es esencial para brindar atención efectiva.

## La Necesidad de Educación Continua

Como en muchos sectores del campo médico, el ámbito de las prescripciones está en constante evolución. Se desarrollan nuevos medicamentos, cambian las pautas y avanzan las tecnologías. Para mantenerse al día con estas innovaciones, los profesionales de la salud deben comprometerse con una educación continua, participando en seminarios, cursos y otras oportunidades educativas.

**La Misma Prescripción en Diferentes Contextos** Un aspecto a menudo pasado por alto de las prescripciones es cómo pueden variar según el contexto. Por ejemplo, una prescripción en un entorno hospitalario puede diferir ligeramente de una en una clínica ambulatoria o en un hogar de cuidado. Los enfermeros y otros profesionales deben ser conscientes de estas sutilezas y adaptar sus prácticas en consecuencia.

En conclusión, la gestión de las prescripciones no se limita a la simple lectura e interpretación de un documento. Involucra una comprensión profunda de la medicina, la tecnología, la comunicación y las dinámicas interpersonales, todo entrelazado en un delicado equilibrio con el objetivo principal de la seguridad y el bienestar del paciente.

La lectura e interpretación adecuada de las prescripciones médicas son actividades fundamentales en la enfermería y en el campo de la salud en general. La correcta interpretación de las prescripciones garantiza que los pacientes reciban las terapias adecuadas, minimizando el riesgo de errores médicos y complicaciones asociadas. Sin embargo, como hemos explorado, esta práctica no es sencilla y requiere habilidades multidisciplinarias.

**Elementos Clave en la Interpretación de las Prescripciones:**

1. **Precisión:** La importancia de leer cuidadosamente e interpretar correctamente cada elemento de una prescripción no puede ser subrayada lo suficiente. Cada detalle, desde la identificación del medicamento hasta la dosis y la frecuencia de administración, debe ser examinado con la máxima atención.

2. **Comunicación Efectiva:** La colaboración entre los diversos profesionales de la salud, como médicos, enfermeros, farmacéuticos y terapeutas, es crucial. Cada profesional tiene un papel específico en el proceso y su colaboración garantiza que el paciente reciba la terapia más adecuada.

3. **Educación del Paciente:** No basta con simplemente dar al paciente el medicamento recetado. Es esencial informar al paciente sobre por qué se le recetó ese medicamento en particular, sobre los posibles efectos secundarios y cómo y cuándo tomarlo. Esto asegura que el paciente sea un socio activo en su proceso de atención.

4. **Uso de la Tecnología:** Si bien la tecnología ha simplificado muchas fases del proceso, también ha introducido nuevos desafíos. Los profesionales de la salud deben estar adecuadamente capacitados para utilizar sistemas de prescripción electrónica y otras herramientas digitales, garantizando al mismo tiempo la seguridad y la privacidad de los datos de los pacientes.

5. **Conciencia Cultural:** Vivimos en un mundo globalizado, con una creciente diversidad de pacientes de diversos contextos culturales. La capacidad de comprender y respetar las diferentes perspectivas y creencias culturales sobre la medicina y la atención médica es fundamental.

6. **Mejora Continua:** La medicina es un campo en constante evolución, con nuevos medicamentos, tratamientos y pautas emergiendo regularmente. Es esencial que los profesionales de la salud se comprometan con un aprendizaje y actualización continuos para asegurarse de proporcionar la atención más actualizada y basada en evidencia a sus pacientes.

En resumen, la interpretación de las prescripciones médicas es una tarea compleja que desempeña un papel crucial en la atención de los pacientes. Requiere precisión, comunicación, educación y una comprensión profunda tanto de la medicina como de las personas a las que está destinada. Su correcta ejecución garantiza no solo la salud y la seguridad de los pacientes, sino que también fortalece la confianza entre el paciente y el profesional de la salud, un elemento clave para una atención exitosa.

## 6. Cálculos de Dosis Orales: Líquidos, Comprimidos y Cápsulas

Cuando hablamos de cálculos de dosis orales, nos referimos al proceso de determinar la cantidad exacta de medicamento que se debe administrar a un paciente por vía oral. Esta es una habilidad esencial para enfermeras y otros profesionales de la salud, ya que garantiza que los pacientes reciban la dosis correcta de medicamento, evitando sobredosis o subdosificaciones que podrían tener graves consecuencias para la salud.

### Líquidos

Los medicamentos líquidos a menudo se prescriben en mililitros (ml) u otras unidades de medida líquida. La concentración del medicamento en el líquido generalmente se expresa como una cantidad de medicamento por unidad de volumen, como mg/ml.

- **Concentración y Volumen:** Para determinar la dosis correcta de un medicamento líquido, las enfermeras deben considerar tanto la concentración del medicamento como el volumen total a administrar. Por ejemplo, si un médico receta 50 mg de un medicamento y la solución disponible tiene una concentración de 10 mg/ml, al paciente se le deben administrar 5 ml de esa solución.

- **Uso de Instrumentos de Medición:** Es fundamental utilizar instrumentos de medición adecuados, como jeringas dosificadoras o vasos graduados, para garantizar la precisión en la administración.

## Comprimidos y Cápsulas

Los comprimidos y las cápsulas son las formas más comunes de medicamentos administrados por vía oral y generalmente se prescriben en miligramos (mg) u otras unidades de medida de peso.

- **Dosificación:** Cuando se administra un medicamento en forma de comprimido o cápsula, es esencial considerar la dosis prescrita y la dosis disponible en cada comprimido o cápsula. Por ejemplo, si se receta una dosis de 100 mg y hay comprimidos de 50 mg disponibles, el paciente debe tomar dos comprimidos.

- **División de Comprimidos:** En algunos casos, puede ser necesario dividir los comprimidos para obtener la dosis correcta. Es importante utilizar herramientas adecuadas, como cortadores de pastillas, para garantizar una división precisa y evitar dosificaciones incorrectas.

- **Consideraciones sobre Cápsulas:** A diferencia de los comprimidos, las cápsulas no se pueden dividir. Si la dosis necesaria no está disponible en una cápsula de un tamaño determinado, puede ser necesario recetar una combinación de cápsulas de diferentes tamaños o considerar otra forma de medicamento.

## Consideraciones Generales sobre los Cálculos de Dosis Orales:

- **Fórmulas Estandarizadas:** Muchas enfermeras utilizan fórmulas estandarizadas para ayudarse en los cálculos de dosis. Estas fórmulas tienen en cuenta la dosis deseada, la dosis disponible y la forma del medicamento (líquido, comprimido, cápsula) para determinar la cantidad exacta a administrar.

- **Verificación:** Siempre es esencial verificar los cálculos y, si es posible, hacer que otro profesional de la salud los compruebe. Este paso reduce el riesgo de errores.

- **Educación del Paciente:** Una vez calculada la dosis correcta, las enfermeras deben instruir a los pacientes sobre cómo y cuándo tomar el medicamento, así como sobre posibles efectos secundarios e interacciones con otros medicamentos.

**En resumen,** el cálculo preciso de las dosis orales es un aspecto crucial de la administración de medicamentos. Requiere atención a los detalles, habilidades matemáticas y un profundo conocimiento de los medicamentos y sus diversas formas.

**Cuando se realizan correctamente, estos cálculos aseguran** que los pacientes reciban la cantidad exacta de medicamento necesaria para tratar sus condiciones, maximizando la eficacia del tratamiento y minimizando los riesgos asociados.

**La complejidad de los cálculos de dosis orales** se ve acentuada por una serie de factores que las enfermeras y otros profesionales de la salud deben tener en cuenta. Por ejemplo, mientras que las prescripciones médicas se escriben teniendo en cuenta el peso del paciente, la edad u otras condiciones médicas, las dinámicas reales de absorción del medicamento pueden variar de un individuo a otro.

**Bioequivalencia y Formulaciones Genéricas** No todas las tabletas o cápsulas se crean de la misma manera. Aunque dos medicamentos pueden tener la misma cantidad de principio activo, podrían tener perfiles de liberación o biodisponibilidad diferentes.

Esto es especialmente relevante cuando se consideran los medicamentos genéricos en comparación con sus equivalentes de marca. La bioequivalencia, es decir, que dos medicamentos produzcan los mismos efectos en el cuerpo, es esencial. Si un paciente cambia de un medicamento de marca a un genérico, o viceversa, podría ser necesario monitorear cuidadosamente las respuestas del paciente y realizar ajustes en la dosis.

**Interacciones Alimentarias** La administración de dosis orales también puede depender de la comida. Algunos medicamentos deben tomarse con el estómago vacío, mientras que otros deben tomarse con alimentos para mejorar la absorción o reducir los efectos secundarios. La presencia de comida puede influir en la velocidad y la eficacia con la que un medicamento se absorbe en el torrente sanguíneo. Por ejemplo, la comida puede retrasar la absorción de un medicamento y retrasar sus efectos.

**Variaciones Fisiológicas** Factores como el pH del estómago, la velocidad de vaciado gástrico y la presencia de otros medicamentos o sustancias en el tracto gastrointestinal pueden influir en la absorción de un medicamento oral. Además, algunas personas pueden tener barreras intestinales más permeables, lo que permite una absorción más rápida o mayor, mientras que otras pueden tener barreras menos permeables.

**Tolerancia y Adaptación** Con el uso continuo, la dosis de un medicamento podría necesitar ser ajustada. El cuerpo puede desarrollar tolerancia a ciertos medicamentos, lo que significa que con el tiempo podría ser necesaria una dosis mayor para obtener el mismo efecto. Esto es especialmente cierto para los medicamentos que actúan sobre el sistema nervioso central, como los analgésicos.

## Medicamentos de Liberación Controlada

Muchos medicamentos hoy en día están formulados para ser de liberación controlada o prolongada. Esto significa que el medicamento se libera lentamente en el cuerpo a lo largo de varias horas, eliminando la necesidad de dosis frecuentes. Estas formulaciones pueden presentar desafíos en los cálculos de dosificación, ya que dividir o triturar estas tabletas puede alterar el perfil de liberación y llevar a una absorción rápida y potencialmente perjudicial del medicamento.

**Además, la práctica de dividir las tabletas no siempre es sencilla o precisa.** Las tabletas no siempre están diseñadas para ser divididas y, incluso con el uso de un divisor de tabletas, pueden no dividirse en partes iguales. Esto puede llevar a dosis inconsistentes y potencialmente peligrosas.

**A medida que la tecnología y la investigación avanzan,** se desarrollan nuevas formulaciones y métodos de administración para mejorar la eficacia y la seguridad de los medicamentos orales. Sin embargo, esto también requiere que las enfermeras y otros profesionales de la salud estén siempre actualizados y listos para adaptarse a los nuevos desafíos que estas innovaciones pueden presentar.

**La gestión adecuada de los cálculos de dosis orales** es una simbiosis entre ciencia y arte. La comprensión de los medicamentos y los procesos fisiológicos es fundamental, pero también lo es la capacidad de evaluar a cada paciente como un individuo único con necesidades y respuestas específicas.

**Estabilidad del Medicamento y Almacenamiento** Los medicamentos pueden degradarse o alterarse si no se almacenan correctamente. La luz, la humedad, la temperatura y el aire pueden afectar la potencia y la eficacia de un medicamento. Por ejemplo, algunos medicamentos deben refrigerarse, mientras que otros pueden perder su eficacia si se exponen a la luz directa del sol. Estos factores pueden influir en la dosis efectiva que un paciente recibe al tomar un medicamento. Por lo tanto, es esencial que las enfermeras estén conscientes de los requisitos específicos de almacenamiento de cada medicamento e informen a los pacientes sobre cómo almacenar correctamente sus medicamentos en casa.

**Variaciones Genéticas y Metabolismo de Medicamentos** La genética puede desempeñar un papel crucial en la determinación de cómo un individuo metaboliza un medicamento específico. Algunas personas pueden tener una actividad enzimática más alta o más baja, lo que afecta la velocidad a la que un medicamento se metaboliza y se elimina del cuerpo. Esto puede requerir ajustes de dosis para asegurar que el medicamento permanezca en el sistema del paciente el tiempo necesario para lograr el efecto deseado. La farmacogenómica es un campo emergente que explora cómo las variaciones genéticas individuales pueden influir en la respuesta de una persona a los medicamentos.

**Dosis Pediátricas y Geriátricas** Los niños y los ancianos a menudo requieren consideraciones especiales cuando se trata de cálculos de dosis. Los niños, en particular, tienen sistemas orgánicos que aún están en desarrollo, lo que puede influir en cómo metabolizan y reaccionan a los medicamentos. Los ancianos, por otro lado, pueden tener una función renal o hepática reducida, lo que puede afectar la eliminación de medicamentos. Estos grupos de pacientes también pueden tener una mayor sensibilidad a ciertos efectos secundarios.

**Formulaciones Especiales** Además de las tabletas y cápsulas tradicionales, existen numerosas otras formulaciones orales, como suspensiones, jarabes, tabletas masticables, polvos, gránulos, y más. Cada tipo tiene sus propias peculiaridades en términos de preparación y administración. Por ejemplo, una suspensión puede requerir agitación antes de su uso para garantizar una distribución uniforme del medicamento.

**Conocimiento Cultural y Lingüístico** En la sociedad global actual, es común encontrarse con pacientes de diversas culturas e idiomas. Algunas culturas pueden tener creencias o prácticas relacionadas con la toma de medicamentos que difieren de la medicina occidental tradicional. Comprender y respetar estas diferencias puede ayudar a garantizar una mejor adherencia terapéutica y mejores resultados para los pacientes.

**Monitoreo y Seguimiento** Después de determinar y administrar la dosis correcta, es fundamental monitorear al paciente para asegurarse de que el medicamento esté teniendo el efecto deseado y que no se estén produciendo efectos secundarios. Esto puede incluir la medición regular de los niveles sanguíneos del medicamento, la evaluación de los síntomas o la verificación con el paciente sobre cómo se siente. Este monitoreo continuo puede llevar a ajustes adicionales en la dosis o la necesidad de cambiar completamente el medicamento.

**Medicamentos Multimodales y Politerapia** En muchos escenarios clínicos, los pacientes no están tomando un solo medicamento, sino una combinación de medicamentos. La politerapia, o el uso concomitante de múltiples medicamentos, puede complicar aún más los cálculos de dosis orales. Cada medicamento tiene el potencial de interactuar con otro, lo que afecta su eficacia o aumenta el riesgo de efectos secundarios. Algunas de estas interacciones también pueden alterar la cantidad de medicamento absorbido o la velocidad a la que se metaboliza, lo que requiere ajustes adicionales en la dosis.

**Adherencia Terapéutica** Incluso si una dosis se calcula correctamente, su eficacia es inútil si un paciente no cumple con el régimen terapéutico. La falta de adherencia puede ocurrir por diversas razones, incluyendo efectos secundarios, la complejidad del régimen de dosificación, la falta de comprensión por parte del paciente o consideraciones económicas como el costo de los medicamentos. A menudo, las enfermeras deben actuar como educadoras, asegurando que los pacientes comprendan la importancia de su régimen farmacológico y los posibles riesgos de no cumplir con él.

**Sistemas de Apoyo a la Toma de Decisiones Clínicas** En la era digital, la tecnología desempeña un papel cada vez más importante en el apoyo a las enfermeras y otros profesionales de la salud en los cálculos de dosis. Muchos hospitales y clínicas ahora utilizan sistemas electrónicos de apoyo a la toma de decisiones que pueden alertar a las enfermeras sobre posibles errores de dosificación o interacciones farmacológicas. Sin embargo, como con cualquier herramienta, estos sistemas no son infalibles y requieren un uso crítico e informado.

**Medicamentos de Alto Riesgo** Algunos medicamentos son particularmente de alto riesgo si se dosifican incorrectamente. Estos medicamentos "de alto riesgo" pueden incluir anticoagulantes, insulina, opioides y agentes quimioterapéuticos. Debido al potencial de graves consecuencias en caso de error de dosificación, estos medicamentos a menudo requieren controles adicionales, como la doble verificación por parte de otro profesional de la salud antes de la administración.

**Conciencia de las Formulaciones de Venta Libre y Suplementos** No solo los medicamentos recetados afectan la farmacocinética y la farmacodinámica, sino también los medicamentos de venta libre (OTC) y los suplementos dietéticos. Por ejemplo, algunos suplementos como la hierba de San Juan pueden interactuar con medicamentos recetados, alterando su efecto. Las enfermeras deben tener un conocimiento completo de lo que un paciente está tomando, no solo en términos de medicamentos recetados, sino también de OTC y suplementos.

**Implicaciones Éticas y Legalidad en los Cálculos de Dosificación** La administración de medicamentos no se trata solo de la ciencia; también existen consideraciones éticas y legales. Los errores en la dosificación pueden tener graves consecuencias, no solo para la salud del paciente, sino también para la carrera y la responsabilidad legal de la enfermera. Las enfermeras deben actuar con la máxima diligencia y atención al calcular y administrar medicamentos, reconociendo la profunda confianza que los pacientes depositan en ellas.

**Variabilidad del Paciente y Personalización del Tratamiento** Cada individuo es único en su respuesta a los medicamentos. Factores como la edad, el sexo, el peso, la función renal y hepática, y las comorbilidades pueden influir en la respuesta de una persona a una dosificación específica. Este concepto de medicina personalizada está ganando cada vez más reconocimiento, ya que se busca optimizar el tratamiento para cada paciente. Esto significa que las enfermeras, además de utilizar fórmulas estandarizadas para calcular las dosis, también deben tener la capacidad de adaptar esas dosis según las necesidades específicas del paciente.

**Diferencias Farmacodinámicas** La farmacodinámica se refiere al efecto del medicamento en el organismo. Dos pacientes pueden metabolizar un medicamento de la misma manera (farmacocinética), pero pueden responder de manera diferente al medicamento debido a diferencias farmacodinámicas. Por ejemplo, una persona puede tener un mayor número de receptores para un medicamento en particular, lo que la hace más sensible a su acción. Las enfermeras deben prestar atención a estos diferentes niveles de respuesta y estar preparadas para ajustar la dosis si es necesario.

**Entorno de Administración** El entorno en el que un paciente recibe un medicamento también puede influir en su eficacia. Por ejemplo, un paciente ansioso o estresado puede metabolizar los medicamentos de manera diferente que cuando está relajado. El entorno hospitalario en sí, con sus ritmos y interrupciones, puede afectar el momento y la eficacia de la administración de medicamentos. Las enfermeras deben prestar atención no solo al "cómo" y al "cuánto" de la administración del medicamento, sino también al "dónde" y al "cuándo".

**Educación Continua y Formación** El mundo de la farmacología está en constante evolución. Se desarrollan nuevos medicamentos, se retiran o reemplazan medicamentos antiguos y regularmente surgen nuevas investigaciones sobre las mejores prácticas de dosificación. Para mantener una práctica segura y efectiva, las enfermeras deben comprometerse con una educación continua. Esto puede incluir la participación en talleres, la lectura de revistas profesionales o la asistencia a cursos de formación patrocinados por instituciones de salud.

**Tecnología e Innovación** Como se mencionó anteriormente, la tecnología desempeña un papel cada vez más importante en la enfermería. Además de los sistemas de apoyo a la toma de decisiones, existen aplicaciones móviles, software y dispositivos que ayudan en la administración y el cálculo de medicamentos. Aunque estas tecnologías pueden proporcionar un nivel adicional de seguridad y precisión, es esencial que las enfermeras no dependan en exceso de ellas. La competencia clínica y el juicio son insustituibles.

**Retroalimentación y Evaluación Continua** Después de la administración de cualquier medicamento, es vital contar con un sistema de retroalimentación. Esto permite monitorear la respuesta del paciente, identificar rápidamente cualquier efecto secundario o reacción adversa, y realizar los ajustes necesarios en el tratamiento. Este proceso de evaluación continua asegura que los pacientes reciban la mejor atención posible y que cualquier problema se identifique y gestione rápidamente.

En resumen, los cálculos de dosificación oral, aunque son una habilidad fundamental en la enfermería, son solo una pequeña parte de un panorama mucho más amplio y complejo. La administración de medicamentos, especialmente por vía oral, requiere una comprensión profunda de diversos aspectos, desde la farmacología hasta la fisiología humana, desde las interacciones farmacológicas hasta las necesidades específicas del paciente. La variabilidad entre los pacientes introduce una serie de desafíos, y la educación continua es esencial para mantenerse actualizado en un campo en constante evolución. La innovación tecnológica ofrece herramientas valiosas, pero es importante no depender demasiado de ellas. Finalmente, la retroalimentación y la evaluación continua son fundamentales para garantizar una atención de calidad.

## 7. Cálculos de Dosificación Parenteral • Inyecciones y sus Dosajes

**Cálculos de Dosificación Parenteral: Inyecciones y sus Dosajes Tipos de Inyecciones**
Las inyecciones parenterales son métodos comunes de administración de medicamentos que evitan el tracto gastrointestinal. Hay varios tipos de inyecciones, cada una con sus propias peculiaridades y técnicas:

• **Intradermica (ID):** Este tipo de inyección se administra en la dermis, justo debajo de la epidermis. Se utiliza comúnmente para pruebas de alergia o la prueba de la tuberculina.

 • **Subcutánea (SC o SubQ):** Las inyecciones subcutáneas se administran en el tejido adiposo justo debajo de la piel. Ejemplos comunes incluyen insulina y heparina.

• **Intramuscular (IM):** Estas inyecciones se administran directamente en los músculos. Este método permite la administración de una cantidad mayor de medicamento en comparación con las técnicas ID o SubQ. Las vacunas y muchos antibióticos a menudo se administran por esta vía.

• **Endovenosa (IV):** Aquí, el medicamento se administra directamente en el torrente sanguíneo a través de una vena. Este es el método más rápido para administrar medicamentos, ya que ingresa directamente en el sistema circulatorio.

## Factores a Considerar en los Cálculos Parenterales

• **Volumen:** La cantidad de solución o medicamento a administrar. Esto puede expresarse en mililitros (ml) u otras unidades de medida.

• **Concentración:** Indica cuánta sustancia activa hay en un volumen específico de solución. A menudo se expresa en mg/ml u otras unidades similares.

• **Velocidad de Administración:** Para las inyecciones IV, la velocidad a la que se administra el medicamento puede ser crucial, especialmente si es demasiado rápida y puede causar efectos secundarios. • **Compatibilidad:** Antes de administrar dos o más medicamentos juntos, es esencial asegurarse de que sean compatibles y no interactúen adversamente.

**Fórmulas Comunes** El cálculo de la dosis parenteral puede variar según el tipo de medicamento y la vía de administración. Sin embargo, una fórmula común es: Dosis deseada ÷ Dosis disponible × Volumen disponible = Volumen a administrar Este cálculo ayuda a la enfermera a determinar cuánto volumen de una solución medicada debe administrarse para alcanzar la dosis deseada.

**Desafíos y Consideraciones** Aunque el cálculo de la dosis es esencial, hay otras consideraciones que las enfermeras deben tener en cuenta:

• **Técnica de Inyección:** Cada tipo de inyección tiene una técnica específica que debe seguirse para garantizar una administración segura y efectiva. • **Reacciones Adversas:** Las reacciones pueden variar según el tipo de medicamento y la vía de administración. Las enfermeras deben vigilar de cerca a los pacientes después de la administración en busca de cualquier signo de reacción.

• **Higiene:** La higiene es de suma importancia al realizar inyecciones para evitar infecciones y otras complicaciones.

La administración parenteral requiere precisión tanto en el cálculo como en la práctica. El conocimiento y la competencia de la enfermera son esenciales para garantizar que los pacientes reciban dosis precisas de manera segura y efectiva.

**Posicionamiento y Selección del Sitio de Inyección** La elección del sitio de inyección es crucial no solo para garantizar la eficacia del medicamento, sino también para minimizar la incomodidad y prevenir complicaciones.

• **Intradermica (ID):** Las inyecciones ID generalmente se administran en el antebrazo interno, la parte superior del brazo o el omóplato. Esto se debe a la clara visibilidad de una reacción, como un área elevada o enrojecida, que puede indicar una reacción a la prueba.

• **Subcutánea (SubQ):** Los sitios comunes incluyen el abdomen (al menos a 5 cm del ombligo), el muslo anterior y externo, la parte superior externa del brazo y la parte superior de la espalda (justo debajo del omóplato). Se recomienda la rotación de los sitios de inyección para prevenir la lipodistrofia. •
**Intramuscular (IM):** Estas inyecciones requieren que el medicamento penetre a través de la capa cutánea y en el músculo debajo. Los sitios más comunes para las inyecciones IM son el músculo deltoides (brazo), el vasto lateral (muslo) y el glúteo medio (nalgas). La selección del sitio IM puede depender de la cantidad de medicamento a administrar y de la edad del paciente.

• **Endovenosa (IV):** La elección de la vena depende del tipo y la duración de la infusión. A menudo se utilizan venas periféricas en el antebrazo para infusiones a corto plazo, mientras que para infusiones a largo plazo o para medicamentos cáusticos, pueden preferirse venas más centrales o el uso de dispositivos como catéteres centrales.

**Preparación del Paciente y Comunicación** La preparación del paciente es un paso fundamental antes de cualquier administración parenteral. Explicar el procedimiento y el motivo de la inyección puede ayudar a reducir la ansiedad del paciente. También es importante evaluar cualquier experiencia previa con inyecciones o reacciones adversas.

## Mantenimiento y Conservación de Medicamentos

**Conservación Adecuada de Medicamentos** La conservación adecuada de los medicamentos es esencial para mantener su eficacia. Muchos medicamentos, como la insulina, pueden requerir refrigeración. Además, algunos medicamentos pueden tener una vida útil corta después de su preparación, lo que hace esencial su administración oportuna.

**Técnicas Avanzadas y Tecnología** La llegada de la tecnología ha introducido nuevas técnicas y equipos para la administración de medicamentos. Por ejemplo, las bombas de infusión pueden regular automáticamente el flujo de un medicamento, garantizando una dosis constante. Los dispositivos de autoinyección ofrecen una forma para que los pacientes se administren inyecciones de manera segura y consistente.

La práctica de inyecciones y cálculos de dosificación requiere una formación profunda y una comprensión clara de las responsabilidades asociadas. Si bien la tecnología puede proporcionar herramientas para facilitar estas tareas, la competencia, el cuidado y la atención de la enfermera siguen siendo insustituibles.

**Comprensión de la Farmacocinética para Inyecciones** Cuando se administra un medicamento por vía parenteral, su farmacocinética (es decir, cómo el cuerpo absorbe, distribuye, metaboliza y elimina el medicamento) puede variar considerablemente en comparación con otras vías de administración. Por ejemplo, los medicamentos administrados por vía intravenosa (IV) ingresan directamente al torrente sanguíneo, evitando el proceso de absorción y proporcionando un efecto inmediato. Esto difiere de los medicamentos administrados por vía oral, que deben pasar primero por el tracto gastrointestinal.

**Importancia de la Esterilidad** La esterilidad es fundamental cuando se administra un medicamento por vía parenteral. Cualquier contaminación, ya sea bacteriana, fúngica o viral, puede llevar a complicaciones graves, incluidas infecciones sistémicas. Los enfermeros deben asegurarse de que todas las jeringas, agujas y ampollas estén estériles antes de usarlas. El lavado de manos y el uso de guantes estériles son procedimientos estándar para prevenir la contaminación.

**Evaluación de la Respuesta del Paciente** Después
de la administración de un medicamento por vía
parenteral, es vital monitorear la respuesta del
paciente. Esto puede incluir la verificación de signos
vitales, la observación de posibles reacciones adversas
y la evaluación de la eficacia del tratamiento. Por
ejemplo, si un paciente recibe un analgésico, la
enfermera debe evaluar periódicamente el nivel de
dolor del paciente.

## Cálculo de la Dosis en Base al Peso y la Edad

Para algunos medicamentos, la dosis debe calcularse
según el peso o la edad del paciente. Por ejemplo, los
niños pueden requerir dosis proporcionalmente más
bajas que los adultos, pero esto no siempre es una
simple división proporcional. Las variaciones
metabólicas y las diferencias en la distribución de los
medicamentos en los tejidos pueden influir en la dosis
necesaria.

**Posibles Complicaciones** Incluso con la técnica
correcta, pueden surgir complicaciones durante la
administración parenteral. Las infiltraciones, por
ejemplo, ocurren cuando un medicamento IV se
administra accidentalmente en el tejido circundante en
lugar de en la vena. Esto puede causar dolor,
hinchazón y, en algunos casos, daño tisular. Otras
complicaciones potenciales incluyen hematomas,
embolias de aire e infecciones.

**Importancia de la Documentación** Documentar
con precisión cada administración parenteral es
crucial. Esta documentación debe incluir el nombre del
medicamento, la dosis, la vía de administración, el sitio
de la inyección, la hora y la fecha de la administración,
así como cualquier reacción adversa observada. Esta
información es fundamental para garantizar la
seguridad del paciente y proporcionar un seguimiento
continuo de la atención recibida.

## 8. Cálculos para Infusiones IV • Goteros, Bombas Infusoras y sus Tasas

**Fundamentos de las Infusiones IV** La infusión
intravenosa (IV) es una vía común para administrar
líquidos y medicamentos. Permite un acceso rápido al
torrente sanguíneo, lo que la hace ideal para muchos
tratamientos.

**Goteros** Los goteros son componentes de un juego de
infusión IV que regulan la cantidad de gotas por
minuto (gpm) que pasan a través del conjunto de
infusión. Hay varios tipos de goteros: • Goteros macro:
Ideales para la administración de grandes volúmenes
de líquido, liberan gotas más grandes y generalmente
están calibrados en 10, 15 o 20 gotas/ml. • Goteros
micro: Utilizados para dosis más precisas, liberan gotas
más pequeñas, a menudo calibradas en 60 gotas/ml.
Para calcular la velocidad de infusión, es esencial
conocer el tipo de gotero utilizado. Por ejemplo, para

infundir 100 ml de solución en una hora con un gotero calibrado a 10 gotas/ml, se tendrían 1000 gotas en una hora, aproximadamente 16,7 gotas por minuto.

**Bombas Infusoras** Las bombas infusoras son dispositivos electrónicos que regulan la velocidad de infusión de líquidos y medicamentos según una tasa establecida por el operador. Estas bombas pueden programarse para proporcionar un flujo constante o variable de medicamentos o líquidos.

• Bombas volumétricas: Estas bombas administran una cantidad específica de líquido en un período determinado. Utilizan sensores para monitorear y regular la velocidad de infusión y asegurarse de que se administre la dosis correcta. • Bombas de jeringa: Están diseñadas para administrar pequeños volúmenes de medicamentos a una velocidad precisa utilizando una jeringa. A menudo se utilizan para medicamentos críticos como agentes cardiovasculares o sedantes.

**Cálculo de la Tasa de Infusión** Para determinar la velocidad de infusión IV, se utilizan varios cálculos. Aquí tienes un ejemplo básico: Si un médico prescribe 500 ml de solución salina para administrar en 4 horas con un juego de infusión calibrado a 15 gotas/ml, la fórmula sería: Tasa=Volumen (ml)Tiempo (h)×Factor de goteo (gotas/ml) Utilizando los datos proporcionados: Tasa=500 ml4 h×15 gotas/ml=1875 gotas/h=31,25 gotas/min Por lo tanto, la solución debe configurarse para infundir a 31,25 gotas por minuto.

**Factores que Influyen en la Infusión** Existen varios factores que pueden influir en la velocidad de infusión. Estos incluyen la viscosidad del líquido, el tamaño de la aguja, la presión arterial del paciente y la altitud (que puede afectar la presión atmosférica). Los enfermeros deben estar conscientes de estos factores y realizar las correcciones necesarias para garantizar una administración segura y precisa.

La habilidad para realizar cálculos precisos para las infusiones IV es vital para la práctica de enfermería. Asegurar que los pacientes reciban la cantidad correcta de líquido o medicamento en el momento adecuado puede marcar la diferencia en cuanto a los resultados y la seguridad del paciente.

**Tipos de Infusiones IV** La infusión intravenosa no se limita únicamente a la administración de fluidos. Existen varios tipos de infusiones según la necesidad clínica:

• **Infusión continua:** Esta es una administración continua de líquidos o medicamentos. Se utiliza comúnmente para mantener un equilibrio hídrico estable en los pacientes y asegurar que reciban una dosis constante de medicamento.

• **Infusión intermitente:** Este tipo de infusión se administra en intervalos regulares. Por ejemplo, un antibiótico podría administrarse cada 6 horas.

• **Infusión en bolo:** Este es un método rápido de administración en el cual se inyecta una cantidad significativa de medicamento en un corto período de tiempo. Se utiliza en situaciones de emergencia o cuando es necesario alcanzar rápidamente niveles terapéuticos del medicamento en la sangre del paciente.

**Componentes del Set de Infusión** Los sets de infusión están compuestos por varios componentes que facilitan la administración del líquido o medicamento. Estos incluyen: • **Cámara de goteo:** Es la sección transparente del set de infusión donde las gotas de líquido son visibles mientras caen. Esto ayuda a los enfermeros a calcular la velocidad de goteo.

• **Filtro:** Muchas líneas de infusión contienen filtros que eliminan impurezas o partículas del líquido antes de que llegue al paciente.

• **Regulador de flujo:** Este dispositivo permite aumentar o disminuir la velocidad de infusión, asegurando que el paciente reciba el líquido al ritmo deseado.

• **Puerto de acceso:** Algunos sets de infusión tienen puertos de acceso que permiten a los enfermeros administrar medicamentos adicionales sin necesidad de insertar una nueva aguja o catéter.

**Consideraciones de Seguridad** A pesar de que las infusiones IV son rutinarias, existen varias consideraciones de seguridad que los enfermeros deben tener en cuenta:

• **Incompatibilidad de medicamentos:** No todos los medicamentos pueden mezclarse. Los enfermeros deben ser conscientes de las posibles interacciones entre medicamentos y asegurarse de que los que se administran juntos sean compatibles.

• **Velocidad de infusión:** Administrar un medicamento demasiado rápido puede causar efectos secundarios en el paciente. Por otro lado, administrarlo demasiado lentamente podría no proporcionar los beneficios terapéuticos deseados.

• **Reacciones adversas:** Monitorizar a los pacientes en busca de posibles reacciones adversas durante y después de la infusión es esencial. Esto incluye reacciones alérgicas, sobredosis y reacciones en el sitio de infusión como enrojecimiento o hinchazón.

**Conservación y Preparación** Es esencial que los medicamentos y líquidos IV se conserven adecuadamente para mantener su eficacia y seguridad. Por ejemplo, algunos medicamentos deben almacenarse en el refrigerador y protegerse de la luz.

Además, antes de la infusión, los enfermeros deben verificar la fecha de vencimiento y asegurarse de que el medicamento o líquido no presente signos de deterioro, como turbidez o separación. La preparación precisa y la verificación de los medicamentos son fundamentales para prevenir errores en la medicación.

**Formulación de Medicamentos IV** Si bien muchas soluciones IV están preenvasadas y listas para usar, algunas requieren una preparación especial por parte del enfermero o farmacéutico. Esta preparación puede incluir la dilución de un medicamento concentrado o la mezcla de diferentes componentes para crear una solución personalizada para las necesidades del paciente.

• **Dilución:** Algunos medicamentos se suministran en forma concentrada y deben diluirse antes de la infusión. Este proceso requiere precisión para garantizar que el paciente reciba la dosis correcta. Una dilución inadecuada puede dar lugar a una sobredosis o subdosificación.

• **Estabilidad:** Una vez diluidos, no todos los medicamentos mantienen su estabilidad durante largos períodos de tiempo. Los enfermeros deben conocer el tiempo durante el cual un medicamento permanece estable después de la preparación y asegurarse de que se administre dentro de ese período.

• **Mezcla:** En algunas situaciones, puede ser necesario combinar varios medicamentos o soluciones en una única infusión. Estas combinaciones deben realizarse siguiendo protocolos específicos para prevenir incompatibilidades y reacciones.

**Supervisión de la Infusión** La infusión IV no es un proceso pasivo. Requiere una vigilancia continua por parte de la enfermera para garantizar que todo transcurra según lo previsto:

• **Observación del sitio de infusión:** Es esencial verificar regularmente el sitio de infusión en busca de signos de inflamación, infección, infiltración o flebitis. Un cambio en el color o la temperatura de la piel circundante, hinchazón o dolor son señales de posibles problemas.

• **Verificación de la velocidad de goteo:** Aunque muchas infusiones ahora son reguladas por bombas electrónicas, algunas aún pueden requerir el conteo manual de gotas para asegurarse de que la velocidad sea la correcta.

• **Monitorización del paciente:** Además del sitio de infusión, la enfermera debe vigilar al paciente en busca de posibles signos de reacciones adversas, como cambios en la frecuencia cardíaca, presión arterial o dificultad para respirar.

**Prevención de Complicaciones** Al igual que con cualquier procedimiento médico, existen posibles complicaciones asociadas con las infusiones IV: • **Infección:** Dado que la infusión IV introduce sustancias directamente en el torrente sanguíneo, existe un riesgo de infección. Utilizar técnicas asépticas durante la inserción y el manejo del catéter IV puede ayudar a reducir este riesgo.

• **Aire en la línea:** La introducción accidental de aire en la línea de infusión puede causar una posible embolia de aire. Aunque las modernas bombas IV están equipadas con detectores de burbujas de aire, las enfermeras aún deben estar alerta y asegurarse de que la línea esté libre de aire antes de la infusión. • **Infiltración:** Ocurre cuando el líquido IV ingresa a los tejidos circundantes en lugar de la vena. Puede causar hinchazón, dolor y daño a los tejidos.

Finalmente, aunque la tecnología ha hecho que las infusiones IV sean más seguras y eficientes, el papel de la enfermera sigue siendo fundamental. A través de una formación adecuada, una práctica basada en la evidencia y una vigilancia continua, las enfermeras pueden asegurarse de que sus pacientes reciban la mejor atención posible.

**Regulación y Mantenimiento del Equipo IV** Si bien muchas infusiones IV están controladas por bombas electrónicas que regulan el flujo y el volumen de infusión, es fundamental que la enfermera comprenda el funcionamiento de dicho equipo. Diversos medicamentos y terapias requieren tasas de infusión específicas, y la configuración adecuada de la bomba es crucial para garantizar que el paciente reciba la terapia según lo recetado.

• **Calibración de las bombas:** Como cualquier dispositivo electrónico, las bombas IV pueden requerir una calibración periódica para garantizar la precisión. Esto es esencial para asegurar que el volumen y la tasa configurados coincidan efectivamente con lo que se administra al paciente.

• **Alimentación y baterías de respaldo:** Las interrupciones de energía o fallos técnicos pueden afectar la administración continua de un medicamento. Es esencial contar con un sistema de alimentación de respaldo y verificar regularmente las baterías de las bombas IV.

• **Alarmas y notificaciones:** La mayoría de las bombas modernas están equipadas con sistemas de alarma que alertan a la enfermera sobre posibles problemas, como obstrucciones, burbujas de aire o cuando la solución IV está a punto de agotarse. Las enfermeras deben familiarizarse con estas alarmas y saber cómo responder de manera adecuada.

**Soluciones y Componentes de la Infusión** El tipo de solución IV y los componentes adicionales también son factores clave en las infusiones:

• **Tipos de solución:** Hay muchas soluciones diferentes disponibles, incluyendo solución salina normal, solución de Ringer lactato y soluciones glucosadas. Cada solución tiene indicaciones y contraindicaciones específicas, y las enfermeras deben estar al tanto de las diferencias y las aplicaciones adecuadas.

• **Aditivos y medicamentos:** Además de las soluciones básicas, a menudo se agregan medicamentos u otros aditivos a la infusión. Esto puede incluir electrolitos, antibióticos u otros agentes terapéuticos.

• **Compatibilidad:** No todos los medicamentos y soluciones son compatibles entre sí. Mezclar agentes incompatibles puede dar lugar a precipitados que podrían obstruir el catéter o, peor aún, ingresar al torrente sanguíneo del paciente. Las enfermeras siempre deben consultar recursos apropiados o a un farmacéutico al mezclar medicamentos o soluciones.

**Entorno y Posicionamiento del Paciente** El contexto en el que se administra la infusión puede afectar la eficacia y la seguridad:

• **Posicionamiento del paciente:** La posición puede influir en el flujo de la solución a través del catéter. Un miembro doblado o comprimido puede reducir o bloquear el flujo. Las enfermeras deben revisar y reposicionar periódicamente al paciente si es necesario.

• **Temperatura ambiente:** En algunos casos, como las transfusiones de sangre, la temperatura de la solución puede ser crítica. Las soluciones demasiado frías pueden causar molestias o complicaciones al paciente. Por lo tanto, puede ser necesario utilizar equipos para calentar la solución antes de la infusión. • **Higiene y limpieza:** La zona alrededor del paciente debe mantenerse limpia y libre de posibles contaminantes. Esto es especialmente importante en las áreas donde se preparan y administran las infusiones.

Todos estos aspectos resaltan la importancia de la formación continua y la práctica reflexiva para las enfermeras que gestionan infusiones IV. Si bien la tecnología ha simplificado muchos aspectos del proceso, el conocimiento y la atención al detalle siguen siendo fundamentales para la seguridad y la eficacia de la terapia IV.

**Seguimiento de la Terapia IV** El seguimiento es un aspecto fundamental al administrar terapias intravenosas. Aunque una bomba IV puede funcionar correctamente y el medicamento puede dosificarse con precisión, la respuesta del paciente a la infusión puede variar.

• **Seguimiento de signos vitales:** La frecuencia cardíaca, la presión arterial, la saturación de oxígeno y la frecuencia respiratoria son indicadores vitales del efecto de una infusión. Por ejemplo, un medicamento cardiotónico podría alterar la frecuencia cardíaca, mientras que un vasodilatador podría influir en la presión arterial.

• **Evaluación del sitio de infusión:** Las enfermeras deben inspeccionar regularmente el sitio de infusión en busca de signos de inflamación, hinchazón, enrojecimiento o extravasación de la infusión. La presencia de estos síntomas puede indicar una infección o una fuga en el catéter, ambos escenarios que requieren intervención inmediata.

• **Respuesta clínica al medicamento:** Además de los signos vitales, la respuesta clínica del paciente al medicamento es de vital importancia. Esto puede incluir síntomas como somnolencia, mareos o cualquier otra reacción adversa.

• **Ajuste de la infusión según la respuesta:** A veces, puede ser necesario ajustar la velocidad de la infusión según la respuesta del paciente. Por ejemplo, si un paciente presenta síntomas de sobredosis, la infusión podría tener que reducirse o detenerse.

## Consideraciones sobre la Infusión en Poblaciones Especiales

• **Pediatría:** Los niños tienen un volumen sanguíneo relativo menor en comparación con los adultos y pueden tener una respuesta diferente a los medicamentos. Esto hace que las infusiones pediátricas sean particularmente delicadas, requiriendo una atención especial en la dosificación y el seguimiento. • **Personas mayores:** La población anciana también presenta desafíos únicos. Con el envejecimiento, la función renal y hepática puede disminuir, lo que afecta el metabolismo de los medicamentos. Esto puede llevar a una acumulación de medicamentos y posibles toxicidades si no se monitorea cuidadosamente.

• **Pacientes con insuficiencia renal o hepática:** En estos pacientes, la eliminación de muchos medicamentos se ve comprometida. En consecuencia, las dosis y las tasas de infusión pueden tener que ajustarse para prevenir la sobredosis o la toxicidad.

**Educación del Paciente sobre la Infusión** Es esencial que los pacientes comprendan la terapia IV que están recibiendo:

• **Comunicación clara:** Las enfermeras deben explicar el motivo de la infusión, el tipo de medicamento y los posibles efectos secundarios.

**• Instrucciones post-infusión:** Algunos medicamentos pueden tener efectos prolongados incluso después de que se haya completado la infusión. Los pacientes deben ser informados sobre qué esperar y cuándo buscar ayuda médica.

**• Participación activa del paciente:** Se alienta a los pacientes a informar cualquier sensación inusual o efecto secundario durante y después de la infusión. Esto ayuda a identificar rápidamente posibles problemas y tomar medidas en consecuencia.

En general, aunque las bombas IV y las técnicas de infusión han automatizado muchos aspectos de la atención, el toque humano y la competencia clínica de la enfermera siguen siendo esenciales. La formación, la experiencia y la atención a los detalles garantizan que las infusiones IV se administren de manera segura y eficaz.

**Tecnología y Equipos para Infusiones IV** Con el avance de la tecnología médica, los equipos utilizados para las infusiones IV se han vuelto cada vez más sofisticados:

**• Bombas IV inteligentes:** Estas bombas están equipadas con software que permite a las enfermeras establecer límites de dosificación, ofreciendo un nivel adicional de seguridad. Si una dosis específica supera el límite establecido, la bomba emitirá una alerta.

• **Sistemas de gestión de infusiones:** Además de las bombas en sí, muchos hospitales ahora utilizan sistemas informáticos para gestionar y monitorizar las infusiones IV en todo el hospital. Estos sistemas pueden rastrear la dosificación, la velocidad de infusión, los tiempos de inicio y finalización, y otros detalles críticos.

• **Dispositivos de acceso vascular:** Hay varios dispositivos utilizados para acceder al sistema vascular, incluyendo catéteres periféricos, catéteres centrales y puertos implantables. La elección del dispositivo depende de la duración prevista de la terapia IV, el tipo de medicamento administrado y las condiciones del paciente.

**Farmacocinética y Infusiones IV** La farmacocinética desempeña un papel crucial en las infusiones IV. Esta rama de la farmacología estudia cómo los medicamentos son absorbidos, distribuidos, metabolizados y eliminados del organismo:

• **Volumen de distribución:** Se refiere al grado en que un medicamento se distribuye en los tejidos del cuerpo. Un medicamento con un gran volumen de distribución podría requerir dosis más altas para alcanzar concentraciones terapéuticas efectivas en el plasma.

• **Tasa de eliminación:** Esta es la velocidad a la que un medicamento es eliminado del organismo. Los medicamentos que se eliminan rápidamente pueden requerir infusión continua o dosis frecuentes para mantener niveles terapéuticos.

**Riesgos Asociados a las Infusiones IV** Como todos los procedimientos médicos, las infusiones IV no están exentas de riesgos: • **Infecciones:** Si no se sigue una técnica aséptica durante la inserción del catéter o la preparación de la infusión, existe riesgo de infección. Los hospitales adoptan directrices estrictas para minimizar este riesgo. • **Embolia aérea:** Esta es una complicación rara pero potencialmente mortal que ocurre cuando el aire entra en el sistema vascular a través de la línea IV. Las bombas modernas tienen sensores que detectan burbujas de aire y detienen la infusión si es necesario. • **Infiltración:** Ocurre cuando el medicamento IV sale del vaso sanguíneo y se extiende al tejido circundante. Puede causar hinchazón, dolor y, en algunos casos, daño tisular. La comprensión profunda de todos estos aspectos de las infusiones IV garantiza que los pacientes reciban el tratamiento más seguro y efectivo posible. Y aunque el equipo y las técnicas pueden cambiar, el objetivo sigue siendo constante: proporcionar al paciente la dosis correcta del medicamento adecuado de la manera más segura posible.

**Materiales para Infusiones IV y Sus Especificaciones** Las infusiones IV requieren una variedad de materiales además de bombas y catéteres, y comprender la naturaleza y las especificaciones de estos materiales es esencial: • **Juegos de infusión:** Los juegos de infusión contienen una serie de tubos que transportan el fluido desde la bolsa IV hasta el paciente. Algunos juegos están diseñados para funcionar con bombas específicas, mientras que otros pueden operar por gravedad. • **Filtros IV:** Estos se insertan en la línea IV para evitar que partículas, como desechos o agregados de medicamentos, entren en el torrente sanguíneo del paciente. Hay diferentes tipos de filtros, cada uno con un tamaño de poro específico. • **Bolsas y frascos IV:** Los medicamentos y los fluidos para la infusión a menudo se suministran en bolsas de plástico o frascos de vidrio. La elección entre ambos puede depender de la naturaleza del medicamento, la duración de la infusión y las preferencias de la instalación. • **Sistemas de cierre y conectores:** Estos pequeños componentes son fundamentales para mantener un sistema cerrado y estéril. Hay conectores sin aguja que minimizan el riesgo de lesiones con aguja y también pueden reducir el riesgo de infecciones.

**Consideraciones Ambientales y Almacenamiento** La temperatura y la luz pueden influir en la estabilidad de los medicamentos administrados por vía IV. Por ejemplo: • **Sensibilidad**

**a la luz:** Algunos medicamentos, como la nitroglicerina y la dobutamina, son sensibles a la luz y requieren bolsas o tubos opacos para proteger el medicamento de la degradación. • **Temperaturas de almacenamiento:** Mientras que la mayoría de los medicamentos IV se almacenan a temperatura ambiente, algunos, como ciertos antibióticos, pueden requerir refrigeración hasta que estén listos para su uso.

**Monitoreo de la Infusión** El monitoreo de la infusión IV va más allá de simplemente observar la gota. Aquí hay algunos componentes cruciales: • **Tasa de infusión:** La velocidad a la que se infunde un medicamento puede tener un impacto directo en su eficacia y en la seguridad del paciente. Por ejemplo, una infusión demasiado rápida de un medicamento cardíaco puede causar problemas cardíacos. • **Reacciones adversas:** Si bien los medicamentos IV a menudo se administran porque actúan rápidamente y pueden dosificarse con precisión, también pueden causar reacciones adversas. El monitoreo del paciente es esencial para identificar y manejar estas reacciones. • **Compatibilidad de medicamentos:** No todos los medicamentos pueden mezclarse en una solución IV. El conocimiento de las incompatibilidades puede prevenir la formación de precipitados o la degradación del medicamento.

La infusión IV, aunque común, es un arte y una ciencia que requiere una formación profunda y una educación continua para garantizar la seguridad y la eficacia del paciente. Cada elemento, desde la preparación del medicamento hasta su administración, desempeña un papel fundamental en asegurar el mejor resultado posible.

**Protección contra la Contaminación y Técnicas Asépticas** Mantener un entorno estéril durante la preparación y la infusión IV es de suma importancia: • **Entorno de Preparación:** La preparación de las soluciones IV debe realizarse en un entorno controlado, como una campana de flujo laminar, que garantice que el aire circundante esté libre de contaminantes. • **Técnicas de Preparación:** El uso de técnicas asépticas durante la preparación de las soluciones para infusión, como el uso de guantes estériles, mascarillas y gorros, minimiza el riesgo de contaminación microbiana. • **Manipulación del Set IV:** La conexión y desconexión de los juegos de infusión al paciente siempre deben realizarse siguiendo protocolos estandarizados para evitar la entrada de agentes patógenos.

**Estabilidad de los Medicamentos y Reconstitución** Muchos medicamentos se suministran en forma liofilizada o en polvo y requieren reconstitución antes de su uso: • **Solventes:** La elección del solvente (a menudo solución salina o agua para preparaciones inyectables) puede influir en la estabilidad y eficacia del medicamento. Se deben seguir cuidadosamente las instrucciones del fabricante. • **Tiempo de Reconstitución:** Algunos medicamentos deben utilizarse poco después de la reconstitución, mientras que otros pueden tener una estabilidad prolongada si se almacenan adecuadamente.

**Calibración y Mantenimiento de las Bombas IV**
Asegurar que las bombas IV funcionen correctamente es crucial: • **Calibración Regular:** Al igual que cualquier otro instrumento de precisión, las bombas IV requieren una calibración regular para garantizar que las dosis administradas sean precisas. • **Limpieza y Mantenimiento:** Las bombas deben limpiarse regularmente para prevenir la contaminación y deben someterse a mantenimiento para garantizar un funcionamiento óptimo.

**Biocompatibilidad de los Materiales IV** Todos los materiales que entran en contacto con los medicamentos o la sangre del paciente deben ser biocompatibles: • **Materias Primas:** Materiales como PVC, polietileno y otros polímeros se utilizan comúnmente en juegos IV y bolsas. Estos materiales se han seleccionado por su falta de reactividad con una amplia gama de soluciones. • **Aditivos y Plastificantes:** Algunos materiales, como el PVC, contienen plastificantes que pueden migrar a la solución IV. Aunque estos materiales suelen ser seguros, su migración podría alterar las propiedades del medicamento.

**Principios de Osmolaridad y pH** Cuando se trata de soluciones para infusión, es esencial considerar la osmolaridad y el pH: • **Osmolaridad:** Se refiere a la concentración de solutos en una solución y puede influir en el movimiento de los fluidos entre las células y su entorno circundante. Una infusión con una osmolaridad muy diferente a la de la sangre puede causar lisis celular o edema. • **pH:** La mayoría de los medicamentos tienen un pH óptimo para la estabilidad. La infusión de soluciones con un pH significativamente diferente al de la sangre puede causar irritación o daño a los tejidos.

**Conclusión sobre Cálculos para Infusiones IV** Las infusiones IV representan uno de los procedimientos más frecuentes y complejos en la atención médica. Ya sea hidratando a un paciente, administrando medicamentos vitales o proporcionando nutrición, la administración intravenosa desempeña un papel central en muchas áreas de la atención médica. Comprender completamente los diversos componentes y consideraciones para la infusión IV es de vital importancia para la seguridad del paciente y la eficacia del tratamiento. En primer lugar, es necesario tener un conocimiento profundo de los diferentes sistemas de infusión, como goteros y bombas de infusión, y sus especificidades en términos de tasas de flujo. Por ejemplo, comprender las diferencias entre un gotero macro y uno micro puede afectar directamente la velocidad a la que se administra un medicamento o una solución. Además, la biocompatibilidad de los materiales utilizados en las infusiones IV es vital para garantizar que no haya reacciones adversas con los medicamentos o el cuerpo del paciente. Consideraciones como la migración de plastificantes de los tubos pueden tener un impacto directo en la seguridad y eficacia del medicamento. La estabilidad de los medicamentos durante la reconstitución y la infusión es otro factor crucial. La degradación o alteración de los medicamentos puede reducir su eficacia o incluso causar posibles daños al paciente. Finalmente, los principios de osmolaridad y pH siempre deben mantenerse en mente. Administrar una solución con una osmolaridad o pH inapropiado puede tener graves repercusiones en la salud del paciente, incluyendo reacciones adversas como lisis celular o irritación de tejidos. En resumen, aunque las infusiones IV son una parte esencial de la atención médica, requieren un nivel de precisión, comprensión y atención al detalle que va mucho más allá del simple cálculo de la dosis. La seguridad del paciente y la eficacia del tratamiento dependen de la competencia del profesional de la salud en comprender y aplicar correctamente estos principios y técnicas.

## Concentración del Medicamento y Diluciones

La concentración de un medicamento en una solución es un aspecto fundamental en los cálculos en el campo de la salud, especialmente en farmacología y enfermería. La capacidad de preparar y calcular correctamente soluciones diluidas puede tener un impacto directo en la seguridad y eficacia del tratamiento de los pacientes.

1. **Principios Básicos de la Concentración:** Generalmente, la concentración se define como la cantidad de soluto presente en una cantidad determinada de solvente o solución. A menudo se expresa en miligramos por mililitro (mg/ml) u otras unidades similares. Por ejemplo, si una solución contiene 500 mg de un medicamento en 5 ml de líquido, su concentración es de 100 mg/ml.

2. **Tipos de Concentración:** Existen diversas formas de expresar la concentración, incluyendo:

   - **Porcentaje en peso/volumen (p/v):** indica la cantidad de gramos de soluto en 100 ml de solución. Por ejemplo, una solución al 5% p/v contiene 5 gramos de soluto en 100 ml de solución.

   - **Porcentaje en volumen/volumen (v/v):** indica el volumen de soluto en 100 ml de solución. Esta modalidad se utiliza comúnmente para medir la concentración de líquidos en líquidos.

3. **Diluciones:** La dilución se refiere al proceso de reducir la concentración de un soluto en una solución, generalmente agregando más solvente. Esta práctica es frecuentemente necesaria cuando la concentración deseada del medicamento es menor que la disponible.

4. **Cálculo de Diluciones:** Existe una fórmula básica para calcular las diluciones: $C_1 \times V_1 = C_2 \times V_2$, donde:

   - **$C_1$** es la concentración inicial del soluto.

   - **$V_1$** es el volumen inicial del soluto.

   - **$C_2$** es la concentración final deseada.

   - **$V_2$** es el volumen final después de la dilución.

Utilizando esta fórmula, los profesionales de la salud pueden determinar cuánto solvente agregar para obtener la concentración final deseada.

5. **Consideraciones Prácticas:** Es esencial garantizar que las soluciones diluidas se preparen en un entorno estéril y limpio para prevenir la contaminación. Además, una vez preparadas las soluciones diluidas, es importante

etiquetarlas correctamente, indicando la nueva concentración, la fecha de preparación y la fecha de vencimiento.

6. **Ejemplos Comunes:** Un ejemplo común es la dilución de un antibiótico en polvo. Si una enfermera tiene un frasco de antibiótico de 1 g y debe preparar una solución con una concentración de 250 mg/ml, utilizará la fórmula de dilución para calcular la cantidad de solvente a agregar.

En conclusión, comprender la concentración del medicamento y las diluciones es esencial para garantizar la seguridad de los pacientes y la eficacia del tratamiento. La preparación y el cálculo precisos de las soluciones diluidas requieren precisión y atención a los detalles.

**Interacción con Otros Medicamentos:** Cuando se trata de la concentración del medicamento, es fundamental considerar también las interacciones con otros medicamentos. Si un paciente está tomando varios medicamentos al mismo tiempo, la concentración de un medicamento puede afectar la eficacia de otro. Por ejemplo, algunos medicamentos pueden acelerar la degradación de otros, reduciendo así su concentración efectiva en el cuerpo. Este concepto es especialmente relevante en unidades de cuidados intensivos u oncología, donde los pacientes pueden tomar una combinación de medicamentos.

**Estabilidad de las Soluciones:** Otro aspecto importante a considerar es la estabilidad del medicamento en la solución. Algunos medicamentos, una vez diluidos, pueden descomponerse o volverse menos efectivos con el tiempo. Esto significa que es vital comprender no solo cómo diluir un medicamento, sino también cuánto tiempo ese medicamento permanecerá estable y efectivo después de la dilución. Por ejemplo, algunos antibióticos diluidos pueden perder potencia si se almacenan durante demasiado tiempo.

**Riesgos de Contaminación:** La dilución de medicamentos, especialmente en entornos hospitalarios, conlleva riesgos de contaminación. Si el proceso de dilución no se realiza en condiciones estériles, existe el riesgo de que microorganismos patógenos contaminen la solución. Este riesgo es particularmente alto con medicamentos que se diluyen y se administran por vía intravenosa, donde la contaminación podría llevar a infecciones graves.

**Variabilidad Interindividual:** Cada individuo puede metabolizar y responder a los medicamentos de manera ligeramente diferente. Factores como el peso, la edad, el sexo, las condiciones de salud, la genética y la dieta pueden influir en cómo una persona absorbe, distribuye, metaboliza y elimina un medicamento. Por lo tanto, incluso teniendo una concentración teóricamente correcta, pueden ser necesarios ajustes adicionales basados en la respuesta del paciente.

**Aspectos Legales y Éticos:** La preparación y administración de medicamentos diluidos conllevan responsabilidades legales y éticas. Si un paciente sufriera daños debido a errores en la dilución o administración de un medicamento, podrían surgir complicaciones legales para los profesionales de la salud o la institución médica. Cada paso en el proceso de dilución y administración de medicamentos requiere atención, precisión y un profundo conocimiento tanto de los principios farmacológicos como de las necesidades específicas del paciente.

**Uso de Diluyentes Apropiados:** No todos los medicamentos pueden diluirse con cualquier tipo de solución. Algunos medicamentos requieren diluyentes específicos para garantizar su estabilidad y eficacia. Por ejemplo, un medicamento liposoluble podría requerir un diluyente a base de aceite, mientras que otros pueden necesitar soluciones salinas o glucosadas. Utilizar el diluyente incorrecto no solo puede comprometer la eficacia del medicamento, sino también provocar reacciones adversas.

**Técnicas de Dilución:** La dilución no se limita a mezclar un medicamento con un diluyente. La técnica y el orden en que se mezclan los componentes pueden afectar la concentración final y la estabilidad del medicamento. Por ejemplo, algunos medicamentos pueden requerir ser agregados lentamente al diluyente para evitar la formación de burbujas o espuma, lo que podría interferir con la concentración final.

**Factores Ambientales:** Factores como la temperatura y la luz pueden influir en la estabilidad de un medicamento diluido. Algunos medicamentos son fotosensibles y pueden degradarse si se exponen a la luz. De igual manera, la temperatura puede acelerar o retardar las reacciones químicas que afectan la estabilidad del medicamento. Por lo tanto, es esencial almacenar los medicamentos diluidos en las condiciones recomendadas para garantizar su eficacia.

**Volumen Final:** El volumen final de una solución diluida es un aspecto crucial a considerar. Si se dispone de un volumen demasiado pequeño, se podría obtener una solución demasiado concentrada, mientras que un volumen excesivo podría resultar en una solución demasiado diluida. Esto es especialmente importante cuando se trata de medicamentos con un rango terapéutico estrecho, donde pequeñas variaciones en la concentración pueden tener grandes implicaciones clínicas.

**Verificación y Control:** Después de la dilución, es una buena práctica verificar la concentración del medicamento. Esto puede hacerse mediante métodos químicos o, en algunos casos, visualmente. La verificación garantiza que la solución preparada tenga la concentración deseada y esté lista para la administración al paciente.

**Formación y Competencia:** La dilución y administración de medicamentos son procedimientos que requieren formación específica. Las instituciones de salud deben asegurarse de que el personal esté adecuadamente formado y sea competente en estos procedimientos, dada su importancia y las posibles consecuencias de errores.

**Sistemas de Apoyo:** En muchas instalaciones de salud, se utilizan sistemas de apoyo a la toma de decisiones electrónicos para ayudar a los profesionales de la salud en el proceso de dilución. Estos sistemas pueden proporcionar pautas, calcular la concentración correcta según la información del paciente y señalar posibles errores o incompatibilidades.

En resumen, la concentración del medicamento y las diluciones son aspectos críticos en la práctica clínica y requieren una comprensión profunda y detallada por parte de los profesionales de la salud. La seguridad y eficacia del tratamiento dependen en gran medida de la preparación y administración correctas de los medicamentos.

La comprensión de las concentraciones de los medicamentos y las diluciones es crucial para garantizar la seguridad y la eficacia del tratamiento farmacológico. Sin embargo, no se trata solo de mezclar un medicamento con un diluyente. Hay numerosos aspectos a considerar.

En primer lugar, la selección del diluyente adecuado es fundamental. Muchos medicamentos requieren diluyentes específicos para asegurar su estabilidad química y prevenir reacciones no deseadas. Un error en este paso podría comprometer no solo la eficacia del medicamento, sino también la seguridad del paciente, lo que podría dar lugar a posibles reacciones adversas.

Las técnicas de dilución son igualmente cruciales. La velocidad, el orden y la metodología con la que se combinan los componentes pueden influir en la concentración final de la solución. La preparación precisa puede prevenir complicaciones como la formación de burbujas o espuma que podrían afectar a la dosificación.

Además, los medicamentos y las soluciones diluidas deben almacenarse en las condiciones recomendadas. La luz, la temperatura y otros factores ambientales pueden afectar la estabilidad de un medicamento, modificando sus propiedades o acelerando su degradación. Esto puede tener un impacto significativo en la eficacia del tratamiento.

Una de las mayores desafíos es asegurarse de que la concentración final de la solución sea precisa. Una solución demasiado concentrada o demasiado diluida puede tener graves implicaciones para el paciente, especialmente cuando se trata de medicamentos con un estrecho margen terapéutico.

Sin embargo, incluso con las mejores prácticas y procedimientos en vigor, el error humano siempre es una posibilidad. Por esta razón, la formación y la competencia son fundamentales. Los profesionales de la salud deben recibir una formación adecuada y estar equipados con las habilidades necesarias para preparar y administrar soluciones farmacológicas de manera segura. Los sistemas de apoyo a la toma de decisiones electrónicos, cuando están disponibles, pueden ofrecer una capa adicional de seguridad, ayudando a prevenir errores y garantizando que las diluciones sean correctas.

En resumen, la preparación y administración de soluciones diluidas requieren una comprensión detallada y una práctica precisa. Si bien la tecnología y las directrices pueden proporcionar herramientas y apoyo, la competencia, la formación y la supervisión de los profesionales de la salud siguen siendo fundamentales en cada paso de este proceso crucial, asegurando que cada paciente reciba un tratamiento seguro y eficaz.

## 10. Cálculo para Pediatría • Dosificación específica para pacientes pediátricos.

El cálculo de dosis para pacientes pediátricos es una parte esencial de la atención médica y de enfermería, que requiere una atención y precisión particulares. Los niños no son simplemente "adultos en miniatura". Su fisiología, capacidad metabólica y absorción de medicamentos son diferentes a las de los adultos, lo que hace crucial la necesidad de dosificaciones específicas y precisas. A continuación, se presentan detalles sobre este tema:

**Diferencias fisiológicas:** A diferencia de los adultos, los niños tienen un mayor porcentaje de agua corporal y un menor porcentaje de grasa. Esto puede influir en la distribución de los medicamentos en el cuerpo. Por ejemplo, los medicamentos hidrosolubles pueden requerir dosis proporcionales al peso corporal en recién nacidos en comparación con adultos.

**Metabolismo y eliminación:** El hígado y los riñones de los recién nacidos y los niños pequeños no están completamente desarrollados, lo que puede afectar la velocidad a la que un medicamento se metaboliza y elimina del cuerpo. Esto puede requerir diferentes dosificaciones o intervalos entre dosis.

**Absorción:** Los niveles de pH en el estómago de los niños son diferentes a los de los adultos, lo que puede influir en la absorción de algunos medicamentos administrados por vía oral.

**Formulación de medicamentos:** Muchos medicamentos para adultos no son adecuados para los niños debido a su sabor, tamaño o forma. La farmacología pediátrica a menudo requiere formulaciones líquidas que deben dosificarse con precisión utilizando herramientas como jeringas orales o goteros.

**Métodos de cálculo:** Uno de los métodos más comunes para calcular las dosis pediátricas se basa en el peso del niño. Sin embargo, puede haber un límite máximo de dosis, independientemente del peso del niño. Por ejemplo, un medicamento puede tener una dosis de "5 mg/kg", pero con un límite máximo de 200 mg.

**Rango terapéutico:** Muchos medicamentos tienen un rango terapéutico más estrecho en niños que en adultos. Esto significa que la diferencia entre una dosis efectiva y una dosis tóxica puede ser muy pequeña. Esto hace aún más esencial la precisión en el cálculo de las dosis.

**Revisión de prescripciones:** Debido a la complejidad y el riesgo asociado con las dosificaciones pediátricas, es esencial que las prescripciones sean revisadas por varios profesionales de la salud, como farmacéuticos y médicos, antes de la administración.

En conclusión, el cálculo de dosis pediátricas es un desafío que requiere conocimiento, competencia y atención a los detalles. Los errores en este campo pueden tener graves consecuencias, por lo que una formación profunda y una verificación constante son esenciales. La clave está en tratar a cada niño como un individuo único, teniendo en cuenta sus necesidades y características específicas, y utilizando todos los recursos y herramientas disponibles para garantizar un tratamiento seguro y eficaz.

El cálculo de la dosificación pediátrica va más allá de simplemente convertir las dosis de adultos en función del peso o la superficie corporal del niño. Hay varios aspectos que requieren una reflexión adicional al administrar medicamentos a pacientes pediátricos:

**Maduración de los órganos:** Durante el crecimiento y el desarrollo de un niño, los órganos experimentan importantes cambios fisiológicos. La velocidad a la que un recién nacido o un niño puede metabolizar un medicamento puede diferir significativamente de un adolescente. Estas diferencias metabólicas pueden influir en la duración y la intensidad del efecto de un medicamento.

**Reacciones adversas:** Los niños pueden responder a los medicamentos de manera diferente a los adultos. Algunas reacciones adversas a los medicamentos pueden ser más comunes en los niños o, por el contrario, algunas reacciones pueden manifestarse solo en adultos. La vigilancia posterior a la administración es crucial para detectar y gestionar estas reacciones de manera oportuna.

**Comorbilidades:** Algunas condiciones o enfermedades pueden ser más prevalentes en la población pediátrica, como enfermedades genéticas o congénitas, que podrían influir en la farmacocinética o la farmacodinámica de los medicamentos.

**Adherencia al tratamiento:** La administración de medicamentos a niños puede complicarse debido a factores como el sabor del medicamento, su consistencia o la necesidad de administrarlo a intervalos regulares. Estos factores pueden influir en la adherencia al tratamiento, por lo que es fundamental buscar soluciones, como formulaciones alternativas o técnicas de administración, que faciliten la terapia para el niño y su familia.

**Dosis de emergencia:** En situaciones de emergencia, puede ser necesario administrar rápidamente medicamentos para salvar vidas. En estos casos, el personal de salud debe estar bien entrenado no solo para calcular rápidamente la dosis correcta, sino también para administrarla de manera segura y eficaz.

**Influencia de los padres o tutores:** En muchos casos, serán los padres o tutores quienes administren el medicamento al niño en casa. Estos cuidadores deben recibir una capacitación adecuada sobre la dosificación correcta, la frecuencia y las posibles reacciones adversas. Juegan un papel crucial en la observación y el informe de cualquier anomalía o reacción adversa al médico.

**Formulaciones especiales:** A menudo, los medicamentos destinados a adultos no están disponibles en formulaciones adecuadas para niños. Esto puede requerir la preparación de soluciones o suspensiones personalizadas en la farmacia, asegurando que el medicamento esté en la concentración y forma adecuadas para el niño.

Por lo tanto, el cálculo de la dosificación pediátrica requiere una comprensión profunda de la farmacología pediátrica y las necesidades específicas de los niños en relación con los medicamentos. No se trata solo de adaptar las dosis, sino de tener en cuenta una multitud de factores que pueden influir en la eficacia y seguridad de la terapia farmacológica en esta población particular.

**El tratamiento farmacológico en pacientes pediátricos es un área de creciente interés y complejidad. Aunque a menudo se describe a los niños como "adultos en miniatura", la realidad es mucho más complicada.**

**Diferencias fisiológicas:** En los niños, el pH gástrico es diferente al de los adultos. Los recién nacidos, por ejemplo, tienen un pH gástrico más neutro que puede influir en la absorción de ciertos medicamentos. Además, la función renal en recién nacidos y niños pequeños es limitada, lo que afecta la excreción de medicamentos.

**Farmacodinámica pediátrica:** No solo la farmacocinética, sino también la farmacodinámica, es decir, cómo responde el cuerpo al medicamento, puede variar en los niños. Un medicamento que produce un cierto efecto en un adulto podría no producir el mismo efecto en un niño o podría requerir una dosis diferente para obtener el mismo resultado.

**Edad y dosificación:** El grupo de edad pediátrico abarca un amplio rango, desde recién nacidos hasta adolescentes. Las necesidades y las respuestas farmacológicas pueden variar considerablemente entre estas subcategorías. Por ejemplo, las necesidades de los recién nacidos prematuros serán diferentes de las de los niños en edad preescolar o adolescentes.

**Nutrición y metabolismo:** El estado nutricional puede influir en el metabolismo de los medicamentos. Por ejemplo, los niños desnutridos pueden tener niveles reducidos de ciertas proteínas que se unen a los medicamentos, lo que afecta la disponibilidad de los medicamentos en sangre.

**Interacciones con otros medicamentos y alimentos:** Los niños pueden ser particularmente sensibles a las interacciones entre medicamentos. Además, ciertos alimentos pueden interactuar con los medicamentos de manera diferente en niños que en adultos.

**Adaptación del formato del medicamento:** A menudo, los medicamentos no están formulados teniendo en cuenta a los niños. Las tabletas pueden ser demasiado grandes para tragar o el sabor de algunas soluciones puede ser desagradable. Esto requiere reformulación o el uso de vehículos para enmascarar el sabor.

**Monitoreo y seguimiento:** Dado que los niños pueden no ser capaces de comunicar eficazmente los efectos secundarios o las reacciones adversas, la atención cercana por parte de los cuidadores y los profesionales de la salud es fundamental.

**Desarrollo y crecimiento:** El uso prolongado de ciertos medicamentos puede influir en el crecimiento y desarrollo de los niños. Por ejemplo, algunos medicamentos pueden afectar al crecimiento óseo o al sistema endocrino.

**Vacunas y medicamentos:** Las vacunas son una parte esencial de la atención pediátrica. La interacción entre las vacunas y los medicamentos recetados es otro aspecto a considerar en la gestión farmacológica pediátrica.

La gestión farmacológica en pacientes pediátricos es una disciplina que requiere una atención y formación especializadas. Los profesionales de la salud deben tener una comprensión profunda de los desafíos únicos que presenta esta población para garantizar la máxima seguridad y eficacia del tratamiento.

## Administración de Medicamentos en Pacientes Pediátricos: Una Delicada Fusión entre Arte y Ciencia

La administración de medicamentos a pacientes pediátricos es un arte que se fusiona con la ciencia, y la delicadeza de esta práctica no puede ser subestimada. Mientras que los adultos a menudo pueden expresar sus síntomas y reacciones, los niños pueden no ser capaces de hacerlo, lo que hace fundamental comprender las peculiaridades de la farmacología pediátrica.

**Tolerancia a los Medicamentos:** Los niños, especialmente los recién nacidos y lactantes, pueden tener una tolerancia diferente a los medicamentos en comparación con los adultos. Esto se debe a la maduración y a las diferencias en el funcionamiento de órganos como el hígado y los riñones, que desempeñan un papel crucial en el metabolismo y la excreción de medicamentos.

**Vías de Administración:** Las vías de administración tradicionales de medicamentos, como oral o intramuscular, pueden presentar desafíos en los niños. Por ejemplo, las inyecciones intramusculares pueden ser problemáticas en neonatos con musculatura limitada. Alternativamente, se puede explorar la vía transdérmica, pero esto también presenta desafíos, como una mayor permeabilidad de la piel en neonatos.

**Formulación de Medicamentos:** La disponibilidad de formulaciones pediátricas adecuadas es una gran preocupación. Mientras que una suspensión líquida puede parecer una elección obvia para los niños, aspectos como la estabilidad, el sabor y la facilidad de administración deben considerarse cuidadosamente.

**Conservación y Estabilidad:** Algunos medicamentos requieren condiciones de conservación específicas para mantener su eficacia. Esto puede volverse problemático cuando los medicamentos deben

reformularse o dividirse para adaptarse a las dosis
pediátricas.

**Adhesión al Tratamiento:** La adherencia es un
aspecto crucial de la terapia farmacológica. En los
niños, la resistencia a la administración de
medicamentos debido al sabor, la forma del
medicamento o el miedo a las inyecciones puede ser un
obstáculo significativo. Estrategias para mejorar la
adherencia pueden incluir el uso de sabores para
enmascarar sabores desagradables o el uso de
dispositivos innovadores para la administración.

**Efectos a Largo Plazo:** Si bien la mayoría de los
estudios de medicamentos se centran en los efectos
inmediatos y a corto plazo, es esencial considerar los
efectos a largo plazo de los medicamentos
administrados durante la infancia, especialmente
durante períodos críticos de crecimiento y desarrollo.

**Comunicación con Padres y Cuidadores:** La
comunicación efectiva con los padres y cuidadores es
fundamental. Explicar claramente la necesidad, los
beneficios y los posibles riesgos de un medicamento
puede ayudar a garantizar que el niño reciba la
atención necesaria. Además, los padres pueden
proporcionar observaciones valiosas sobre reacciones y
efectos secundarios que pueden no ser inmediatamente
evidentes para el personal de salud.

La importancia de personalizar el enfoque terapéutico para cada niño no puede enfatizarse lo suficiente. Lo que funciona para un niño puede no ser apropiado para otro, y esto requiere un alto nivel de competencia y atención por parte de los profesionales de la salud. La farmacología pediátrica no se trata solo de ajustar las dosis, sino más bien de una compleja intersección entre la ciencia, la observación y el cuidado.

## La Diversidad de Edades en Pediatría: Un Desafío en el Cálculo de Dosis

La pediatría, por su naturaleza, abarca una amplia gama de grupos de edad, desde la infancia hasta la preadolescencia y la adolescencia. Esta diversidad de edades introduce desafíos adicionales en el cálculo de dosis.

**Desarrollo Fisiológico:** El sistema enzimático de los niños, esencial para metabolizar los medicamentos, se desarrolla con el tiempo. Por ejemplo, un recién nacido puede no haber desarrollado completamente cierta enzima, lo que afecta la velocidad a la que un medicamento se metaboliza y elimina. Esto significa que la misma dosis de medicamento puede tener efectos muy diferentes en un recién nacido, un niño en edad preescolar y un adolescente.

**Factores de Crecimiento:** El peso y la superficie corporal son consideraciones fundamentales en el cálculo de dosis pediátricas. Dado que los niños crecen rápidamente, estos factores pueden cambiar significativamente en un corto período, lo que hace necesario evaluar y ajustar las dosis con frecuencia.

**Farmacocinética y Farmacodinamia:** La farmacocinética (cómo el cuerpo maneja un medicamento) y la farmacodinamia (cómo un medicamento actúa en el cuerpo) pueden variar considerablemente en pacientes pediátricos. Por ejemplo, el pH del estómago, que puede influir en la absorción de un medicamento, varía con la edad. Además, la distribución del medicamento en el cuerpo puede verse influenciada por factores como el porcentaje de grasa corporal y la madurez del sistema circulatorio.

**Medicamentos de Venta Libre (OTC):** Muchos padres pueden pensar que los medicamentos de venta libre (OTC) son seguros para sus hijos. Sin embargo, muchos de estos medicamentos no han sido adecuadamente probados en pacientes pediátricos. Esto hace fundamental educar a los padres sobre la importancia de consultar a un profesional de la salud antes de administrar cualquier medicamento a sus hijos.

## Farmacología Pediátrica: Más Allá de los Cálculos de Dosificación

• **Farmacología Pediátrica**: Administrar medicamentos a pacientes pediátricos es un desafío único que va más allá de la simple adaptación de dosis para adultos. Requiere una comprensión profunda de la fisiología y farmacología pediátricas, así como una monitorización cercana del paciente.

• **Farmacología en Pediatría**: La pediatría, como disciplina médica, se enfrenta a una población en constante crecimiento y cambio. Esta evolución tiene implicaciones directas en las dosis de los medicamentos, lo que requiere una atención y precisión excepcionales.

• **Variabilidad Edad-Peso**: En pacientes pediátricos, la diferencia de peso entre dos niños de la misma edad puede ser significativa. Esto puede afectar la dosis adecuada de un medicamento.

• **Tolerancia a los Medicamentos**: Los niños, especialmente los recién nacidos, pueden tener una tolerancia diferente a los medicamentos en comparación con los adultos. Algunos medicamentos que son bien tolerados en adultos pueden causar efectos no deseados en los niños y viceversa.

• **Vías de Administración**: La vía de administración de un medicamento puede variar según la edad del paciente. Por ejemplo, mientras que un adolescente puede tragar una píldora, un neonato o un niño pequeño puede necesitar una forma líquida del medicamento. La preparación y administración de estas formas farmacéuticas requieren precisión para asegurar que se administre la dosis correcta.

• **Maturación de Órganos**: Órganos como el hígado y los riñones desempeñan un papel crucial en el metabolismo y la eliminación de medicamentos. La maduración de estos órganos puede influir en cómo un niño metaboliza y responde a un medicamento.

• **Desarrollo del Sistema Nervioso**: El sistema nervioso central de los niños está en constante evolución. Algunos medicamentos pueden afectar este desarrollo, lo que puede tener efectos a largo plazo.

• **Factores Ambientales y Genéticos**: La exposición a ciertas condiciones ambientales o la predisposición genética pueden influir en la respuesta de un niño a un medicamento.

• **Adhesión a la Terapia**: Los niños, especialmente los adolescentes, pueden tener dificultades para cumplir con el régimen terapéutico. Estos factores pueden afectar la eficacia de la terapia y requieren estrategias para garantizar la adhesión.

En la práctica clínica, la gestión farmacológica de pacientes pediátricos requiere conocimientos científicos, empatía, comprensión y colaboración con el niño y su familia. La capacidad de escuchar y comunicarse eficazmente con los jóvenes pacientes y sus cuidadores es esencial para garantizar una terapia segura y efectiva.

La pediatría, como disciplina médica, tiene la particular responsabilidad de tratar a una población en constante evolución y crecimiento. Esta evolución tiene implicaciones directas en las dosis farmacológicas, requiriendo una atención y precisión sin igual. A partir del análisis anterior, se destacan algunos puntos clave:

1. Importancia del Peso y el Crecimiento: A diferencia de los adultos, el peso de los niños varía considerablemente en relación con su crecimiento. Esto hace que sea fundamental evaluar regularmente el peso para asegurarse de que las dosis de medicamentos sean adecuadas. Esto significa que una dosis efectiva y segura hoy puede no serlo en unos meses.

2. Diferencias Fisiológicas y Metabólicas: Los niños no son simplemente "adultos en miniatura". Su fisiología y metabolismo son únicos, con órganos que se desarrollan y funciones metabólicas que maduran con la edad. Estas dinámicas afectan la absorción, distribución, metabolismo y eliminación de los medicamentos.

3. Respuesta al Tratamiento: Debido a las diferencias fisiológicas y metabólicas, los niños pueden reaccionar de manera diferente a los medicamentos que los adultos. Esto puede llevar a una mayor sensibilidad a ciertos efectos secundarios o, por el contrario, a la necesidad de dosis más altas para lograr el efecto deseado.

4. Complejidad de las Preparaciones Farmacéuticas: Los niños, especialmente los más pequeños, pueden tener dificultades con algunas formas farmacéuticas. Esto ha llevado al desarrollo de preparaciones especiales, como jarabes, suspensiones o supositorios, que deben calibrarse cuidadosamente para proporcionar la dosis correcta.

5. Adherencia al Tratamiento: La terapia farmacológica en pediatría se ve complicada por la resistencia natural de los niños a tomar medicamentos, sus rutinas diarias y su dependencia de los padres o cuidadores para la administración. Estos desafíos requieren estrategias innovadoras para garantizar la adherencia, como el uso de preparaciones con sabor o la incorporación del medicamento en alimentos o bebidas.

6. Comunicación y Educación: La comunicación efectiva con los padres y, cuando sea apropiado, con el propio niño, es fundamental. Los padres deben recibir instrucciones sobre cómo y cuándo administrar el medicamento, los posibles efectos secundarios y qué hacer en caso de olvido de una dosis. La comprensión y colaboración entre médico, padres y paciente son fundamentales para el éxito del tratamiento.

En conclusión, el cálculo de las dosis en pediatría es una disciplina compleja y sofisticada que va más allá de la simple proporción basada en el peso. Requiere una comprensión profunda de la fisiología pediátrica, las dinámicas farmacocinéticas y farmacodinámicas, y los desafíos únicos asociados con la administración de medicamentos a los niños. Sin embargo, con la atención y competencia adecuadas, es posible garantizar que cada niño reciba la terapia más segura y efectiva posible para su estado de salud.

## Calculadora Geriátrica: Consideraciones específicas para pacientes ancianos

El arte de la farmacología geriátrica es complejo y requiere una comprensión profunda de los desafíos únicos asociados al envejecimiento. Los pacientes ancianos representan una población particular, con necesidades y vulnerabilidades específicas que deben considerarse al recetar y administrar medicamentos.

1. Cambios Fisiológicos con el Envejecimiento: A medida que avanza la edad, el cuerpo experimenta numerosos cambios, incluyendo una disminución de la masa magra, un aumento del tejido adiposo, una reducción de la función renal y una disminución de la capacidad metabólica del hígado. Estos cambios pueden influir en la absorción, distribución, metabolismo y eliminación de los medicamentos.

2. Polifarmacia: Muchos pacientes ancianos toman varios medicamentos al mismo tiempo para tratar diversas enfermedades crónicas. Esto aumenta el riesgo de interacciones farmacológicas y complicaciones, haciendo esencial una evaluación regular y completa de los regímenes terapéuticos.

3. Mayor Sensibilidad a los Medicamentos: Debido a las alteraciones fisiológicas y a las condiciones concomitantes, los ancianos pueden ser más sensibles a los efectos, tanto terapéuticos como adversos, de muchos medicamentos. Por lo tanto, podría ser apropiado seguir el principio de "comenzar con una dosis baja y aumentar lentamente".

4. Problemas Cognitivos y Motores: Condiciones como el deterioro cognitivo, la demencia o problemas motores pueden afectar la capacidad

de un anciano para tomar correctamente los medicamentos. Esto puede requerir dosis simplificadas, recordatorios para la toma de medicamentos o sistemas de dosificación especiales.

5. Consideraciones sobre las Formas Farmacéuticas: Los ancianos pueden tener dificultades para tragar tabletas o cápsulas. Las preparaciones líquidas, masticables o solubles pueden ser preferibles. Sin embargo, es esencial considerar el sabor y la palatabilidad, ya que esto podría influir en la adherencia al tratamiento.

6. Efectos Secundarios y Reacciones Adversas: Debido a la polifarmacia y a las alteraciones fisiológicas, los ancianos tienen un alto riesgo de experimentar efectos secundarios y reacciones adversas a los medicamentos. El monitoreo regular y la comunicación con el paciente son cruciales para detectar y gestionar estos eventos de manera oportuna.

7. Aspectos Psicosociales: El aislamiento, la depresión y otros factores psicosociales pueden influir en la adherencia al tratamiento en pacientes ancianos. Es fundamental involucrar, cuando sea posible, a la familia o los cuidadores en la gestión farmacológica, y garantizar un enfoque holístico y multidisciplinario.

En resumen, la farmacología geriátrica no se trata solo de la dosificación, sino que requiere una evaluación integral del paciente, considerando tanto los aspectos fisiológicos como los psicosociales. Los profesionales de la salud deben adoptar un enfoque cuidadoso, individualizado y multidimensional para garantizar que los pacientes ancianos reciban la terapia más apropiada, segura y efectiva para sus necesidades únicas.

La geriatría, como rama de la medicina, se enfoca en la atención médica de los ancianos. Comprender las necesidades de este grupo de edad es fundamental, ya que presentan desafíos y problemas únicos, especialmente en términos de farmacología.

En el contexto del cálculo geriátrico, la misma molécula farmacéutica que podría ser segura y efectiva en un adulto joven podría no serlo en un anciano debido a varios factores. Por ejemplo, las proteínas plasmáticas, que son responsables de la unión de los medicamentos, tienden a disminuir con la edad. Esto significa que los medicamentos que normalmente se unen a las proteínas plasmáticas podrían permanecer libres en la circulación en cantidades mayores en los ancianos, lo que potencialmente conduce a un aumento de los efectos tanto terapéuticos como adversos.

Además, la función renal juega un papel clave en la farmacología geriátrica. Los riñones son esenciales para la eliminación de muchos medicamentos y sus metabolitos. Sin embargo, la función renal tiende a disminuir con la edad, incluso en personas sin enfermedades renales. Esto puede llevar a la acumulación de medicamentos y, posiblemente, a la toxicidad si las dosis no se ajustan adecuadamente.

Los ancianos también pueden tener una barrera gastrointestinal alterada, que puede influir en la absorción de los medicamentos. Una disminución en la secreción de ácido gástrico, por ejemplo, podría afectar la absorción de medicamentos que requieren un ambiente ácido para ser absorbidos.

Otro aspecto a considerar es el sistema nervioso central (SNC). Los ancianos suelen ser más sensibles a los efectos de los medicamentos en el SNC, como sedantes o hipnóticos. Esto puede aumentar el riesgo de caídas, un grave problema en la población anciana. Por lo tanto, los medicamentos como las benzodiacepinas, los antihistamínicos de primera generación y otros que pueden causar sedación o vértigo deben usarse con precaución.

Además, la polifarmacia, es decir, el uso de numerosos medicamentos al mismo tiempo, es común entre los ancianos. Esto no solo aumenta el riesgo de interacciones medicamentosas, sino que también puede complicar aún más la gestión y la comprensión del régimen terapéutico por parte del paciente. Por ejemplo, un medicamento podría potenciar el efecto de otro o reducir su eficacia. Esto hace esencial una estrecha monitorización y una revisión regular de la terapia farmacológica.

Los aspectos socioeconómicos son otra área que requiere atención cuando se considera la farmacología geriátrica. La capacidad de costear los medicamentos, el acceso a atención médica adecuada y la comprensión de la información médica son variables que pueden influir en la adherencia al tratamiento farmacológico entre los ancianos.

Comprender estos factores es fundamental para garantizar una atención farmacológica apropiada para los ancianos, teniendo en cuenta sus necesidades únicas y los desafíos que presentan.

Un aspecto crucial en la gestión de la terapia farmacológica en ancianos es prestar atención a las condiciones comórbidas. A menudo, la población geriátrica padece varias condiciones simultáneamente, que pueden interactuar entre sí y con los diferentes medicamentos recetados. Por ejemplo, un anciano con diabetes e insuficiencia cardíaca puede requerir una evaluación cuidadosa de las interacciones entre los medicamentos antidiabéticos y los medicamentos cardíacos.

El metabolismo hepático es otro elemento a considerar. El hígado desempeña un papel fundamental en el metabolismo de los medicamentos, y su funcionalidad puede verse comprometida en los ancianos debido a enfermedades crónicas, uso previo de medicamentos o simplemente la edad. Algunos medicamentos requieren enzimas hepáticas específicas para su metabolismo, y la presencia o ausencia de estas enzimas puede variar entre individuos y cambiar con la edad. Esto puede influir en la velocidad a la que un medicamento se metaboliza y se elimina del cuerpo.

También es esencial considerar cuestiones cognitivas. Muchos ancianos pueden tener problemas de memoria u otras alteraciones cognitivas, lo que puede dificultar recordar tomar medicamentos, comprender las instrucciones o reconocer los efectos secundarios. Además, algunos medicamentos pueden tener efectos secundarios que interfieren con la función cognitiva, creando ulteriori obstáculos.

El aspecto social no puede ser descuidado. Los ancianos, en particular aquellos que viven solos o en instalaciones de asistencia, podrían tener una red de apoyo limitada. Esto puede influir en su capacidad para gestionar regímenes farmacológicos complicados. Podrían no tener a nadie que les ayude a recordar tomar medicamentos, a notar efectos secundarios o a obtener prescripciones.

La vía de administración es otro factor importante. Mientras que muchos medicamentos están disponibles en forma oral, puede haber ocasiones en las que las vías alternativas de administración podrían ser más apropiadas. Por ejemplo, un paciente con dificultad para tragar podría beneficiarse de un medicamento en forma líquida o transdérmica.

Los efectos secundarios de los medicamentos, como los anticolinérgicos, pueden ser particularmente problemáticos en los ancianos. Efectos como sequedad bucal, retención urinaria, visión borrosa y estreñimiento no solo pueden ser incómodos sino también peligrosos. Del mismo modo, los efectos ortostáticos, como mareos o desmayos al levantarse, pueden aumentar el riesgo de caídas y lesiones.

Finalmente, debe destacarse que, dada la diversidad y la individualidad de cada paciente anciano, no existe un enfoque "talla única" para la farmacoterapia. El enfoque debe ser personalizado, basado en las necesidades específicas del paciente, teniendo en cuenta sus valores, deseos y expectativas.

El tema de la geriatría, especialmente cuando se enfoca en la farmacoterapia, es vasto y lleno de facetas que merecen atención. Otra consideración a tener en cuenta es el equilibrio entre los beneficios y riesgos de los medicamentos. Por ejemplo, los anticoagulantes pueden ser útiles para prevenir trombosis e ictus en los pacientes ancianos con fibrilación auricular, pero al mismo tiempo, podrían aumentar el riesgo de sangrado, especialmente en presencia de otras enfermedades o medicamentos concomitantes. Por lo tanto, la decisión de iniciar un anticoagulante en un paciente geriátrico debe ser bien ponderada, teniendo en cuenta el riesgo individual de trombosis y sangrado.

La polifarmacia, es decir, el uso de múltiples medicamentos simultáneamente, es una práctica común en la población anciana. Esto presenta desafíos como posibles interacciones farmacológicas, un aumento en el riesgo de efectos secundarios y dificultades en la adherencia al tratamiento. Es fundamental realizar revisiones periódicas de la terapia, evaluando la necesidad real de cada medicamento y la posibilidad de simplificar el régimen terapéutico. Del mismo modo, la adherencia al tratamiento puede verse afectada por problemas visuales o de destreza manual, que dificultan que los ancianos lean las etiquetas de los medicamentos o abran los frascos. La disponibilidad de dispositivos de administración adaptados, como jeringas con números grandes o frascos fáciles de abrir, puede ayudar a mejorar la adherencia y la seguridad del tratamiento. Además, la farmacocinética, es decir, cómo el cuerpo absorbe, distribuye, metaboliza y elimina los medicamentos, cambia con la edad. Por ejemplo, la disminución de la función renal relacionada con la edad puede afectar la eliminación de muchos medicamentos, lo que hace necesario ajustar las dosis. Del mismo modo, los cambios en la composición corporal pueden influir en la distribución de los medicamentos en el cuerpo. Los ancianos también pueden ser más sensibles a los efectos en el sistema nervioso central (SNC) de los medicamentos, como la sedación, el mareo o la confusión. Esto puede ser especialmente relevante para medicamentos como las benzodiazepinas, los antipsicóticos u opioides. La sedación, en particular, puede aumentar el riesgo de caídas, que pueden tener consecuencias graves en la población anciana. También es importante señalar que los síntomas atípicos son comunes en los ancianos. Por ejemplo, una infección del tracto urinario podría no presentar los síntomas clásicos de disuria o fiebre, sino más bien confusión o cambios en el comportamiento. Por lo tanto, es fundamental mantener un alto índice de sospecha y realizar una evaluación exhaustiva cuando se evalúa a un paciente anciano con nuevos síntomas o cambios en su estado de salud.

La geriatría, como rama médica, se enfoca en las necesidades específicas de la población anciana, un grupo demográfico en constante crecimiento en los países desarrollados. Esto hace que la farmacoterapia en geriatría sea un campo de estudio fundamental y complejo. Los aspectos farmacocinéticos y farmacodinámicos de los medicamentos experimentan modificaciones con la edad, lo que afecta la respuesta al tratamiento. El proceso de envejecimiento conlleva cambios fisiológicos, como la reducción de la función renal, que puede ralentizar la eliminación de los medicamentos, aumentando el riesgo de acumulación y toxicidad. De manera similar, la función hepática puede disminuir, afectando el metabolismo de los medicamentos. El porcentaje de grasa corporal tiende a aumentar y el de agua a disminuir con la edad, lo que influye en la distribución de los medicamentos en el cuerpo. Estas modificaciones pueden requerir ajustes en las dosis o cambios en la elección del medicamento. Otro factor a considerar es la polifarmacia, es decir, la toma de múltiples medicamentos por parte de un individuo. Esta práctica es particularmente común en los ancianos debido a la presencia de múltiples comorbilidades. La polifarmacia aumenta el riesgo de interacciones farmacológicas y de efectos secundarios. Por lo tanto, es esencial realizar revisiones periódicas de los medicamentos que toma un paciente geriátrico para garantizar que cada medicamento sea realmente necesario y que los beneficios superen los riesgos. Una evaluación cuidadosa del paciente anciano también debe tener en cuenta posibles obstáculos para la correcta administración de los medicamentos. Problemas de visión, dificultades motoras o problemas cognitivos pueden dificultar que un paciente anciano maneje de manera autónoma su terapia, aumentando el riesgo de errores. La disponibilidad de dispositivos de administración adecuados y etiquetas claras puede ayudar a superar algunos de estos obstáculos. En conclusión, la gestión farmacológica de pacientes geriátricos requiere un profundo conocimiento de las modificaciones fisiológicas relacionadas con la edad, una conciencia de los desafíos de la polifarmacia y una evaluación integral del paciente que considere no solo sus enfermedades, sino también su contexto social y sus capacidades. El objetivo principal sigue siendo garantizar la mejor calidad de vida posible a través del uso adecuado de los medicamentos y la prevención de posibles complicaciones.

## 12. Casos de Errores Comunes • Lo que puede salir mal y cómo evitarlo.

Casos de Errores Comunes en Farmacología: Lo que puede salir mal y cómo evitarlo. La seguridad del paciente es de suma importancia en el campo de la farmacología y la práctica clínica. A pesar de la atención y diligencia, pueden ocurrir errores, muchos de los cuales son prevenibles. Aquí se presenta una descripción general de los errores comunes en la administración de medicamentos y estrategias para evitarlos:

1. Errores de Dosificación: Estos son algunos de los errores más comunes. Pueden ser el resultado de una comprensión deficiente de las indicaciones, errores en el cálculo de la dosis o simplemente distracciones. • Prevención: Capacitación regular sobre cálculo de dosis, uso de herramientas electrónicas que ayuden en el cálculo y doble verificación de las dosis antes de la administración.

2. Confusión entre Nombres de Medicamentos Similares: Muchos medicamentos tienen nombres que suenan o se escriben de manera similar, lo que puede llevar a errores potenciales. • Prevención: Una capacitación adecuada sobre los nombres de los medicamentos, etiquetado claro y uso de alertas electrónicas.

3. Error en la Vía de Administración: Administrar un medicamento por vía oral en lugar de por vía intramuscular, por ejemplo. • Prevención: Siempre seguir las "cinco reglas de oro" (paciente correcto, medicamento correcto, dosis correcta, momento correcto, vía correcta).

4. Error de Tiempo: Administrar un medicamento en el momento incorrecto o olvidar una dosis. • Prevención: Uso de recordatorios electrónicos, listas de verificación y capacitación continua del personal.

5. Interacciones Farmacológicas Ignoradas: Administrar medicamentos que interactúan de manera perjudicial entre sí. • Prevención: Capacitación continua, uso de bases de datos farmacéuticas actualizadas y consulta con un farmacéutico al introducir nuevos medicamentos.

6. Errores Relacionados con el Paciente: Por ejemplo, administrar un medicamento al que un paciente es alérgico. • Prevención: Mantener una lista precisa de las alergias del paciente y verificarla antes de administrar cualquier nuevo medicamento.

7. Falta de Monitoreo: Algunos medicamentos requieren monitoreo regular para garantizar que no causen efectos secundarios o toxicidad. • Prevención: Protocolos claros para el monitoreo y capacitación sobre las necesidades específicas de cada medicamento.

8. Errores Relacionados con la Tecnología: Por ejemplo, errores en la programación de bombas de infusión. • Prevención: Capacitación adecuada en el uso de equipos, controles regulares y mantenimiento de equipos. En conclusión, la clave para prevenir errores farmacológicos radica en la combinación de capacitación, atención a los detalles, uso efectivo de la tecnología y comunicación clara entre todos los miembros del

equipo de atención médica. Con la creciente complejidad de la terapia farmacológica, es esencial mantenerse siempre vigilante y comprometido con prácticas seguras para garantizar el bienestar de los pacientes.

La farmacología, al igual que todas las disciplinas médicas, es un campo en el que la precisión y la atención a los detalles son fundamentales. Las complejidades de la administración de medicamentos, combinadas con las singularidades de cada paciente, hacen que este campo sea especialmente susceptible a errores, algunos de los cuales podrían tener graves consecuencias. Además de los errores mencionados anteriormente, existen otros escenarios comunes y variables a considerar: 9. Falta de Consideración del Estado de Salud del Paciente: El estado general de salud de un paciente puede influir en cómo responderá a un medicamento. Por ejemplo, un paciente con función renal comprometida puede no ser capaz de metabolizar o eliminar un medicamento como se espera. • Remedio: Siempre considerar el estado de salud del paciente y ajustar las dosis en consecuencia. Esto podría requerir análisis de sangre u otras pruebas diagnósticas.

10.     Medicamentos Caducados o Almacenados Incorrectamente: Los medicamentos que se han almacenado en condiciones no ideales o que han caducado pueden no funcionar como se espera y

también pueden volverse tóxicos. • Remedio: Siempre verificar las fechas de caducidad y asegurarse de que los medicamentos se almacenen según las indicaciones del fabricante.

11. Falta de Seguimiento con el Paciente: Después de administrar un nuevo medicamento, algunos pacientes pueden experimentar reacciones inesperadas o efectos secundarios. • Remedio: Es esencial realizar un seguimiento regular de los pacientes, especialmente cuando se introducen nuevos medicamentos o se cambian las dosis.

12. Comunicación Ineficaz entre Médicos y Farmacéuticos: En algunos casos, las recetas pueden no ser claras o puede haber confusiones sobre las dosis o la frecuencia con la que se debe administrar un medicamento. • Remedio: Una comunicación clara y abierta entre todos los profesionales de la salud involucrados en la atención del paciente es fundamental. El uso de herramientas electrónicas y sistemas de prescripción electrónica también puede reducir la probabilidad de errores.

13. Errores en las Etiquetas: En algunas situaciones, las etiquetas de los medicamentos pueden ser confusas, borrosas o incluso incorrectas. • Remedio: Siempre verificar la etiqueta de un

medicamento antes de su administración y asegurarse de que coincida con la receta.

14. Error en la Duración del Tratamiento: En algunos casos, un medicamento puede ser recetado por una duración específica, pero podría ser interrumpido prematuramente o prolongado sin una clara indicación médica. • Remedio: Siempre seguir las indicaciones sobre la duración del tratamiento y consultar al médico o al farmacéutico si existen dudas.

15. Uso Indiscriminado de Medicamentos de Venta Libre: Muchos pacientes toman medicamentos de venta libre junto con sus medicamentos recetados sin informar al médico. Esto puede llevar a posibles interacciones farmacológicas. • Remedio: Educar a los pacientes sobre la importancia de comunicar todos los medicamentos que están tomando, incluidos los de venta libre, suplementos y hierbas. Dentro del campo de la farmacología, la atención a los detalles, la comunicación clara y la educación del paciente son fundamentales para garantizar que los medicamentos se administren de manera segura y eficaz. La comprensión de las múltiples variables involucradas en la administración de medicamentos y el conocimiento de los errores comunes pueden ayudar a los profesionales de la salud a brindar atención óptima a sus pacientes.

## Errores Comunes en la Administración de Medicamentos: Prevención y Soluciones

La casuística de errores en la administración de medicamentos es amplia y, dada la creciente complejidad en el campo médico y farmacéutico, estos errores pueden manifestarse de diversas maneras. El ámbito de los errores farmacológicos se extiende más allá de la mera administración, abarcando áreas como la adquisición, el almacenamiento y la formación del personal.

**16. Errores en la Transmisión de Prescripciones:** A menudo, las prescripciones se transmiten electrónicamente o por fax. Durante este proceso, pueden ocurrir deslices o interrupciones que podrían resultar en errores en la prescripción recibida. • *Consejo:* Siempre verificar cada prescripción recibida con el médico o el paciente para asegurarse de que sea correcta.

**17. Falta de Revisión de la Lista de Medicamentos del Paciente:** Los pacientes a menudo toman múltiples medicamentos, y no revisar regularmente esta lista podría llevar a interacciones farmacológicas no deseadas. • *Consejo:* La lista de medicamentos de un paciente debe revisarse en cada visita o al menos periódicamente.

**18. Uso de Abreviaturas Poco Claras:** El uso de abreviaturas en las prescripciones o las notas médicas puede causar confusión o interpretaciones erróneas. • *Consejo:* Evitar el uso de abreviaturas ambiguas y garantizar que todas las notas estén escritas de manera clara y comprensible.

**19. Falta de Confirmación de la Identidad del Paciente:** En entornos concurridos como hospitales, puede ser fácil administrar un medicamento al paciente equivocado si no se verifica su identidad. • *Consejo:* Siempre confirmar la identidad del paciente antes de administrar cualquier medicamento.

**20. Error en la Forma Farmacéutica:** Puede ocurrir que un medicamento se administre en la forma incorrecta, como una solución en lugar de una tableta. • *Consejo:* Leer siempre detenidamente la etiqueta e instrucciones, y en caso de duda, consultar al farmacéutico.

**21. Falta de Información sobre Alergias del Paciente:** Si un médico o una enfermera no está al tanto de las alergias de un paciente, podría administrar un medicamento que cause una reacción alérgica. • *Consejo:* Cada paciente debe tener un registro actualizado de sus alergias y este registro debe consultarse antes de administrar cualquier medicamento.

**22. Error en la Frecuencia de Administración:** Un paciente podría recibir un medicamento con demasiada frecuencia o no lo suficiente debido a un error en la lectura de la prescripción. • *Consejo:* Siempre seguir las indicaciones sobre la frecuencia de administración y utilizar recordatorios o sistemas de rastreo para asegurarse de que los medicamentos se administren según lo indicado.

**23. Empaque y Etiquetado Inadecuados:** El empaque o etiquetado poco claro puede llevar a la confusión entre los medicamentos. Por ejemplo, dos medicamentos con nombres similares o envases similares podrían intercambiarse fácilmente. • *Consejo:* Siempre verificar la etiqueta del medicamento y compararla con la prescripción antes de administrarlo.

**24. Comunicación Ineficaz entre el Personal de Salud:** La falta de comunicación clara entre médicos, enfermeras y farmacéuticos puede dar lugar a errores. Por ejemplo, si un medicamento se cambia y la enfermera no recibe información al respecto, podría administrar el medicamento incorrecto. • *Consejo:* Fomentar una cultura de comunicación abierta en la que el personal se sienta cómodo haciendo preguntas y compartiendo información.

**25. Uso Inadecuado de Herramientas Tecnológicas:** Si bien la tecnología puede ayudar a prevenir errores, también puede causarlos si se utiliza incorrectamente. Por ejemplo, un error en el sistema de órdenes electrónicas podría resultar en una prescripción incorrecta. • *Consejo:* Asegurar una capacitación adecuada en el uso de la tecnología y contar con un sistema de verificación y control.

**26. Errores en la Administración de Múltiples Dosis:** A veces, un paciente puede recibir múltiples dosis del mismo medicamento si más de un médico prescribe el mismo medicamento o si no se lleva un registro preciso de la administración. • *Consejo:* Utilizar sistemas electrónicos para rastrear las dosis administradas y contar con un protocolo para revisar las prescripciones.

**27. Medición Inexacta Debido a Instrumentos Defectuosos:** Los instrumentos para medir líquidos, como jeringas o vasos dosificadores, podrían estar defectuosos o ser inexactos, lo que resultaría en dosis imprecisas. • *Consejo:* Verificar regularmente los instrumentos de medición y reemplazarlos si están dañados o son inexactos.

**28. Falta de Verificación de Interacciones entre Medicamentos:** Los pacientes que toman múltiples medicamentos corren el riesgo de interacciones farmacológicas potencialmente perjudiciales. • *Consejo:* Utilizar software o bases de datos para verificar las posibles interacciones entre medicamentos antes de la administración.

**29. No Considerar la Dieta y el Estilo de Vida del Paciente:** Algunos medicamentos pueden interactuar con ciertos alimentos o bebidas, alterando su eficacia o causando efectos secundarios. • *Consejo:* Siempre preguntar a los pacientes acerca de su dieta o restricciones alimenticias y tenerlas en cuenta al administrar medicamentos.

**30. No Considerar las Condiciones Metabólicas de los Pacientes:** Algunos pacientes pueden tener dificultades para metabolizar ciertos medicamentos debido a condiciones como insuficiencia renal o hepática. • *Consejo:* Verificar siempre la función renal y hepática de los pacientes y ajustar las dosis en consecuencia.

Estos son solo algunos de los errores comunes y las soluciones propuestas para evitarlos. La clave para minimizar los errores en la administración de medicamentos es la capacitación continua, la comunicación efectiva y el uso adecuado de la tecnología.

## Errores Comunes en la Administración de Medicamentos: Prevención y Soluciones (Parte 2)

**31. Error de Transcripción:** Los errores de transcripción ocurren cuando la información se transfiere incorrectamente de una fuente a otra, como cuando un medicamento prescrito oralmente se transcribe incorrectamente en la hoja de tratamiento del paciente. • *Consejo:* Utilizar sistemas electrónicos de prescripción para minimizar los errores manuales y siempre realizar una verificación doble.

**32. Falta de Conocimiento de las Contraindicaciones:** Sin un claro entendimiento de las contraindicaciones de un medicamento, existe el riesgo de recetarlo a pacientes que podrían experimentar reacciones graves. • *Consejo:* Los farmacéuticos y el personal médico deben tener acceso fácil a bases de datos actualizadas y recibir formación continua sobre nuevas contraindicaciones.

**33. Almacenamiento Inadecuado de Medicamentos:** El almacenamiento incorrecto puede degradar un medicamento, reduciendo su eficacia o convirtiéndolo en una sustancia tóxica. • *Consejo:* Asegurarse de que todos los medicamentos se almacenen según las indicaciones del fabricante y controlar regularmente las áreas de almacenamiento en términos de temperatura y humedad.

**34. Uso Inadecuado de Abreviaturas:** Las abreviaturas a menudo pueden causar confusión. Por ejemplo, "QD" (una vez al día) y "QID" (cuatro veces al día) podrían confundirse fácilmente si se escriben de manera poco clara. • *Consejo:* Limitar el uso de abreviaturas y adoptar estándares de abreviación a nivel institucional.

**35. Prescripción basada exclusivamente en síntomas:** Recetar medicamentos basándose solo en los síntomas sin un diagnóstico definitivo puede llevar a tratamientos inapropiados y potencialmente dañinos. • *Consejo:* Realizar una evaluación exhaustiva del paciente y utilizar pruebas diagnósticas cuando sea necesario para confirmar un diagnóstico.

**36. Falta de Conocimiento de las Reacciones Alérgicas:** Sin un registro preciso de las alergias del paciente, existe el riesgo de administrar medicamentos que puedan causar graves reacciones alérgicas. • *Consejo:* Mantener un registro preciso de las alergias de cada paciente y verificarlo antes de administrar cualquier medicamento.

**37. Error en el Cálculo de la Dosis:** Esto puede ocurrir cuando se utiliza una fórmula incorrecta o se interpreta erróneamente una prescripción. • *Consejo:* Utilizar herramientas electrónicas o calculadoras específicas para ayudar en el cálculo de las dosis y realizar siempre una verificación doble.

**38. Falta de Monitoreo de Efectos Secundarios:** No monitorear a los pacientes para detectar efectos secundarios puede llevar a complicaciones y problemas a largo plazo. • *Consejo:* Establecer protocolos de monitoreo después de la administración y educar a los pacientes sobre qué esperar y qué efectos secundarios deben informar.

La casuística de errores mencionados destaca la importancia de una formación adecuada, protocolos claros y una comunicación efectiva entre todo el personal de salud. La seguridad del paciente debe ser siempre la principal prioridad en cualquier entorno de atención médica.

En resumen, la casuística de errores comunes en la administración de medicamentos resalta la amplia gama de desafíos que el personal de salud puede enfrentar en la práctica clínica. Estos errores pueden derivarse de una serie de factores, incluida la falta de comprensión, errores de transcripción, confusión causada por abreviaturas similares, falta de conocimiento de las reacciones alérgicas del paciente y negligencia en el monitoreo de los efectos secundarios de los medicamentos.

Cada uno de estos errores no solo representa una amenaza potencial para la seguridad del paciente, sino que también subraya la importancia de tener protocolos estandarizados, herramientas de verificación y sistemas de formación continua para el personal. La formación regular, la verificación doble, el uso de tecnologías modernas como sistemas electrónicos de prescripción y bases de datos actualizadas, y el fomento de una comunicación abierta entre los miembros del equipo de atención son estrategias que pueden ayudar a minimizar la posibilidad de tales errores.

La cultura de seguridad del paciente debe ser prioritaria en cualquier institución de atención médica. Esto significa no solo identificar y corregir los errores cuando ocurren, sino también crear un entorno en el que el personal se sienta capacitado para informar posibles problemas y aprender de ellos. Solo a través de la comprensión y el análisis de las causas subyacentes de los errores se puede prevenir realmente su recurrencia en el futuro.

Además, es fundamental educar a los pacientes sobre sus prescripciones, los posibles efectos secundarios y las interacciones farmacológicas. Esta educación ayudará a los pacientes a convertirse en socios activos en su atención médica, fortaleciendo su capacidad para informar posibles anomalías o reacciones adversas, reduciendo aún más el riesgo de errores relacionados con los medicamentos.

En resumen, si bien los errores son inevitables en la práctica médica debido a la naturaleza humana, con una preparación adecuada, una comunicación efectiva y sistemas de verificación en funcionamiento, la frecuencia y gravedad de tales errores pueden reducirse significativamente. La clave es adoptar un enfoque proactivo para prevenir errores, en lugar de reaccionar a ellos.

## 13. Técnicas de Doble Control: Asegurando la Seguridad a Través de la Verificación Cruzada

Las técnicas de doble control representan uno de los mecanismos de seguridad más efectivos en el ámbito de la atención médica, especialmente en farmacología y procedimientos médicos. Estas técnicas implican que al menos dos profesionales de la salud verifiquen de manera independiente un procedimiento o acción antes de llevarlo a cabo. El objetivo principal es reducir la probabilidad de errores, asegurando que cualquier error potencial se identifique y corrija antes de que pueda causar daño al paciente.

**Principio detrás del doble control:** La premisa detrás del doble control es que, si una persona puede cometer un error, dos personas que verifican la misma información o procedimiento pueden identificar y corregir ese error. Este concepto es especialmente relevante en situaciones de alto riesgo, como la administración de medicamentos de alta dosis, medicamentos con nombres similares o procedimientos invasivos que pueden tener graves consecuencias si se realizan de manera incorrecta.

**Implementación del doble control:** Para garantizar que el doble control sea efectivo, es esencial que cada profesional de la salud realice la verificación de manera independiente, sin influenciar ni ser influenciado por el otro. Además, ambos deben tener una comprensión clara del procedimiento o acción que están verificando y tener acceso a la misma información y herramientas.

**Situaciones en las que es esencial el doble control:** Algunas de las situaciones en las que el doble control se utiliza con frecuencia incluyen:

- Administración de medicamentos altamente tóxicos.

- Verificación de la identificación correcta del paciente antes de un procedimiento.

- Verificación de la configuración correcta de equipos médicos complejos.

**Limitaciones del doble control:** A pesar de su eficacia, el doble control tiene limitaciones. Por ejemplo, si ambos profesionales no están adecuadamente capacitados o están sujetos a distracciones o fatiga, ambos podrían no reconocer un error. Además, en algunos casos, el doble control puede percibirse como una carga y es posible que no siempre se aplique de manera coherente.

**Fomentando una cultura de doble control:** Es esencial promover una cultura en la que el doble control se vea como un paso necesario para garantizar la seguridad del paciente en lugar de una tarea adicional. La capacitación regular, los protocolos bien definidos y la conciencia de su importancia pueden ayudar a garantizar que el doble control se aplique de manera efectiva y consistente.

**En conclusión, las técnicas de doble control representan una herramienta esencial para reducir errores en el entorno de atención médica. Sin embargo, para garantizar su eficacia, es fundamental que se implemente correctamente y cuente con el respaldo de una capacitación adecuada y una comprensión clara de su importancia.**

**Contexto Histórico del Doble Control:** El origen del concepto de doble control se remonta a épocas en que la medicina comenzó a comprender la importancia de minimizar el error humano, especialmente con la introducción de tratamientos y procedimientos complejos. Inicialmente, se creía que el error era inevitable y casi "natural", pero con el tiempo surgió la necesidad de métodos y estrategias para contenerlo.

**Interacción con la Tecnología:** Con el avance de la tecnología, se han introducido dispositivos y software que ayudan al personal de salud en el doble control. Por ejemplo, algunas bombas de infusión ahora requieren que dos operadores ingresen una contraseña antes de administrar ciertos medicamentos. Esto garantiza que siempre se siga el procedimiento de doble control.

**El Factor Psicológico:** Si bien el doble control es fundamentalmente un procedimiento, también existe un aspecto psicológico importante. Los profesionales de la salud están capacitados no solo para realizar procedimientos, sino también para comunicarse de manera efectiva entre ellos. La confianza mutua es fundamental, pero también es esencial mantener un cierto nivel de escepticismo profesional, asegurándose de que cada acción esté justificada y sea correcta.

**El Rol del Entorno:** Un entorno bien organizado y libre de distracciones es fundamental para el éxito del doble control. Por ejemplo, un hospital ruidoso o caótico puede reducir la eficacia del doble control. Es por eso que muchos hospitales están diseñando áreas específicas donde las verificaciones puedan llevarse a cabo con interrupciones mínimas.

**Desafíos en la Práctica:** A pesar de que el doble control es teóricamente sencillo, puede presentar desafíos en la práctica diaria. La presión del tiempo, la falta de personal y la fatiga pueden influir en la capacidad de los profesionales de la salud para llevar a cabo el doble control de manera constante. Además, puede haber una tendencia a "omitir" el doble control si uno de los profesionales se percibe como más experto o autoritario.

**Adaptación a la Diversidad de Tratamientos:** Mientras que algunos procedimientos requieren un doble control estricto, otros pueden requerir una versión modificada. Por ejemplo, para la administración de un medicamento común y de bajo riesgo, una confirmación verbal rápida entre dos enfermeras podría ser suficiente en lugar de una verificación exhaustiva.

**Finalmente, es esencial enfatizar que el doble control, aunque extremadamente útil, es solo una de las muchas herramientas disponibles para el personal de salud para garantizar la seguridad del paciente. Debe integrarse en una cultura más amplia de seguridad y responsabilidad.**

**Evaluación de las Competencias de los Profesionales Involucrados:** No todos los profesionales de la salud tienen el mismo nivel de experiencia o formación en áreas terapéuticas específicas. Por lo tanto, la combinación de dos operadores con diferentes antecedentes o especializaciones puede ofrecer un control cruzado más sólido, con una mayor probabilidad de detectar posibles errores o inexactitudes.

**Doble Control y Medicina Personalizada:** Con la evolución de la medicina personalizada, la precisión en la administración de tratamientos se vuelve aún más crucial. El doble control puede desempeñar un papel vital en garantizar que las terapias personalizadas, que pueden variar considerablemente entre los pacientes, se administren correctamente.

**Herramientas Digitales y Doble Control:** La era digital ha introducido diversas herramientas que facilitan el doble control. Por ejemplo, existen aplicaciones que permiten a los médicos ingresar prescripciones, las cuales luego son verificadas por otro médico o farmacéutico antes de su aprobación. Estas herramientas digitales también pueden proporcionar alertas en tiempo real si detectan posibles interacciones medicamentosas o dosis inapropiadas.

**Investigación y Estudios sobre el Doble Control:** Actualmente, se están llevando a cabo numerosas investigaciones que evalúan la efectividad de las técnicas de doble control en diversos contextos de atención médica. Estos estudios a menudo analizan las circunstancias en las que el doble control ha prevenido errores potencialmente graves y buscan identificar las mejores prácticas para implementar estos controles de manera efectiva.

**Formación y Simulaciones:** La formación regular es esencial para garantizar que las técnicas de doble control se apliquen correctamente. Muchas instituciones de atención médica utilizan simulaciones para capacitar al personal sobre cómo llevar a cabo controles cruzados en situaciones reales. Estas simulaciones también ayudan a identificar áreas de mejora potencial.

**Aspectos Éticos del Doble Control:** Además de los aspectos prácticos, existen consideraciones éticas relacionadas con el doble control. La responsabilidad principal del personal de salud es la seguridad y el bienestar del paciente. La necesidad de garantizar la seguridad a través del control cruzado puede, en algunos casos, entrar en conflicto con la necesidad de proporcionar atención de manera oportuna. En tales situaciones, es fundamental que los equipos de salud tengan pautas claras sobre cómo equilibrar estos imperativos.

**El Futuro del Doble Control:** Si bien la práctica del doble control probablemente seguirá siendo una parte fundamental de la medicina durante muchos años, es probable que veamos más innovaciones en este campo, ya sea a través de la introducción de nuevas tecnologías o mediante investigaciones que identifiquen métodos cada vez más efectivos para garantizar la seguridad del paciente.

**Ampliando el Alcance del Doble Control:**

El concepto de doble control, aunque ampliamente reconocido en el campo de la salud, también tiene aplicaciones en otros sectores, lo que subraya aún más su importancia. Si examinamos el doble control desde una perspectiva más amplia, podemos explorar detalles y facetas adicionales de esta práctica.

En la industria aeronáutica, por ejemplo, el doble control es un principio fundamental. Los pilotos utilizan listas de verificación para cada fase del vuelo, desde el encendido de los motores hasta el aterrizaje. Estas listas suelen ser revisadas por ambos pilotos en la cabina, asegurando que se siga correctamente cada procedimiento y que nada se pase por alto. Este tipo de doble control es vital para la seguridad del vuelo.

Del mismo modo, en la industria nuclear, el doble control es crucial. Dada la gravedad potencial de los errores en este ámbito, a menudo varias personas son responsables de verificar las operaciones y los procedimientos. Esto no solo garantiza que los procedimientos se sigan correctamente, sino que también cualquier anomalía o desviación de la norma se detecte y aborde antes de que se convierta en un problema grave.

En el ámbito de las finanzas y la contabilidad, el concepto de doble control puede aplicarse en forma de revisiones cruzadas y auditorías. Por ejemplo, al procesar una transacción financiera compleja, a menudo es revisada por un segundo conjunto de ojos para garantizar su precisión. Esto puede prevenir errores que podrían tener graves repercusiones financieras o legales.

Las técnicas de doble control también pueden tener un impacto en la capacitación y el desarrollo profesional. Cuando un nuevo miembro del personal se capacita en un procedimiento o habilidad específica, tener a otra persona que observe y evalúe puede ofrecer una perspectiva diferente y proporcionar comentarios más completos. Esto puede acelerar el proceso de aprendizaje y garantizar una comprensión más profunda del tema o habilidad en cuestión.

Otro aspecto del doble control se relaciona con la gestión de proyectos. En proyectos a gran escala, es esencial contar con múltiples niveles de revisión y verificación para asegurarse de que el proyecto se mantenga en el camino correcto. Ya sea en construcción, desarrollo de software o cualquier otro tipo de proyecto, la aplicación de técnicas de doble control puede prevenir retrasos, costos adicionales y problemas de calidad.

La psicología y la dinámica grupal también desempeñan un papel en el doble control. Dos individuos pueden tener perspectivas ligeramente diferentes debido a sus experiencias y habilidades. Esta diversidad puede llevar a una visión más completa y equilibrada de las situaciones, lo que permite identificar problemas o desafíos que un solo individuo podría pasar por alto.

Finalmente, es importante destacar que, aunque el doble control es una práctica valiosa, no reemplaza la necesidad de competencia y formación. Su eficacia se basa en la premisa de que las personas involucradas están adecuadamente formadas y son competentes en sus respectivas áreas.

## Doble Control: Un Principio Arraigado en Diversas Culturas y Disciplinas

El concepto de doble control, como práctica, tiene raíces antiguas que se pueden encontrar en diversas culturas y tradiciones. Por ejemplo, en las antiguas civilizaciones, la verificación cruzada era un método utilizado para garantizar la precisión en la contabilidad y el registro de transacciones. En Egipto, los escribas a menudo revisaban y comparaban sus propios registros para asegurarse de que estuvieran libres de errores.

En el contexto médico, el doble control también puede verse como un mecanismo de responsabilidad. En situaciones en las que un error puede tener graves repercusiones en la salud de un paciente, el doble control sirve como una capa adicional de seguridad. Por ejemplo, durante la administración de medicamentos, una segunda opinión puede ayudar a identificar posibles reacciones adversas, interacciones medicamentosas o errores en la dosificación.

En términos de gestión de calidad, el doble control a menudo es parte integral de los sistemas ISO y los programas de aseguramiento de calidad. Estas regulaciones establecen protocolos rigurosos para garantizar que los productos y servicios cumplan con ciertos estándares. La verificación cruzada, en este contexto, garantiza que las no conformidades se identifiquen y resuelvan antes de que puedan afectar negativamente al producto final o al cliente.

En el ámbito legal, el doble control a menudo se manifiesta en forma de revisión paritaria. Antes de finalizar un documento legal, puede ser revisado por otro abogado o experto para garantizar su precisión, integridad y conformidad con las leyes y regulaciones vigentes. Esta práctica protege no solo a los clientes, sino también a las empresas u organizaciones legales de posibles problemas legales.

Otro contexto en el que el doble control desempeña un papel significativo es en la investigación científica. Cuando un investigador compila un documento o artículo para su publicación, es estándar que el trabajo sea sometido a una revisión paritaria. Otros expertos en el campo examinan la investigación para evaluar su validez, precisión y relevancia. Este proceso ayuda a mantener la integridad del cuerpo científico, asegurando que la información publicada sea precisa y confiable.

Desde la perspectiva de la seguridad informática, el doble control puede manifestarse de varias maneras. Por ejemplo, antes de implementar una actualización de software o un parche de seguridad, puede ser común que un segundo técnico o experto revise el código o la actualización para asegurarse de que no introduzca nuevas vulnerabilidades o problemas.

En general, la práctica del doble control impregna casi todos los sectores y disciplinas. Se basa en la comprensión de que el error humano es inevitable, pero a través de sistemas y protocolos cuidadosamente diseñados, las probabilidades de tales errores pueden reducirse significativamente.

**Extensión del Concepto de Doble Control a la Vida Cotidiana y las Decisiones Personales**

El concepto de doble control, aunque consolidado en muchas profesiones, también se puede extender a la vida cotidiana y a las decisiones personales. Piense, por ejemplo, en cuántas veces ha buscado una segunda opinión antes de tomar una decisión importante. Este instinto de buscar confirmación o validación es un reflejo de nuestro deseo innato de evitar errores y tomar decisiones informadas.

Desde un punto de vista psicológico, el doble control también puede servir como un mecanismo de defensa contra el sesgo de confirmación, que es la tendencia a buscar, interpretar y recordar información de una manera que confirme nuestras creencias preexistentes. Cuando solicitamos una segunda opinión o involucramos a otra persona en el proceso de toma de decisiones, podemos desafiar nuestras suposiciones y ampliar nuestra perspectiva.

En el ámbito educativo, el doble control a menudo se incorpora al proceso de aprendizaje como un método para reforzar la comprensión. Los profesores pueden pedir a los estudiantes que verifiquen su propio trabajo o que lo hagan revisar por un compañero de clase. Esto no solo fomenta la precisión, sino que también enseña a los estudiantes la importancia de la autoevaluación y la reflexión crítica.

El doble control también ha encontrado aplicación en entornos como la ingeniería y la arquitectura. Antes de construir un edificio o un puente, por ejemplo, los planos y cálculos a menudo son revisados por un segundo ingeniero o arquitecto. Esta práctica garantiza que las estructuras sean sólidas y seguras, y cumplan con las regulaciones vigentes.

En el ámbito financiero, el doble control es fundamental. Los bancos y otras instituciones financieras implementan procesos de control rigurosos para asegurarse de que las transacciones sean precisas y que los fondos se gestionen correctamente. Esta práctica protege no solo a la institución en sí, sino también a los clientes y asegura que el sistema financiero siga siendo sólido y confiable.

De manera similar, en organizaciones no gubernamentales y organizaciones internacionales, el doble control se utiliza como medio para garantizar la transparencia y la responsabilidad. Antes de distribuir fondos o tomar decisiones, a menudo son revisados por varias personas o departamentos para asegurarse de que estén alineados con la misión y la visión de la organización.

Sin embargo, vale la pena señalar que, a pesar de sus muchos beneficios, el doble control no es infalible. Siempre existe la posibilidad de que ambas partes cometan el mismo error o que se pasen por alto detalles cruciales. Por lo tanto, aunque el doble control es una excelente herramienta para reducir el riesgo de errores, es fundamental combinarlo con una formación adecuada, sistemas sólidos y una cultura de aprendizaje y mejora continua.

## Doble Control: Un Instrumento Crucial en Profesiones y Procedimientos que Requieren Precisión

El doble control es un concepto arraigado en diversas culturas y disciplinas que desempeña un papel fundamental en la garantía de la precisión y la seguridad. Sin embargo, es esencial comprender completamente su valor, limitaciones y contextos de aplicación.

**El Valor del Doble Control** El valor intrínseco del doble control radica en su capacidad para proporcionar un nivel adicional de seguridad. Cuando dos personas o sistemas independientes revisan y validan una acción o decisión, la probabilidad de error tiende a disminuir drásticamente. Esto no solo asegura la correcta ejecución de una tarea, sino que también puede proteger contra responsabilidades legales, garantizar el cumplimiento de estándares profesionales y aumentar la confianza de los clientes o pacientes involucrados.

**Limitaciones del Doble Control** Sin embargo, existen algunas limitaciones clave a considerar. En primer lugar, la técnica de doble control no elimina por completo el riesgo de error. Como se mencionó previamente, ambas partes podrían cometer el mismo error o podría haber una falta de comunicación efectiva entre ellas. Además, el doble control puede percibirse como una carga, especialmente si no se implementa correctamente o se considera excesivo o invasivo.

**Contextos de Aplicación** El contexto de aplicación es igualmente fundamental. Mientras que en algunas situaciones, como en la administración de medicamentos en el ámbito médico, el doble control es absolutamente esencial y puede literalmente salvar vidas, en otras situaciones podría ser superfluo. La clave está en determinar cuándo y cómo implementar el doble control en función de los riesgos asociados y la criticidad de las actividades en cuestión.

**En Resumen** En conclusión, aunque el doble control representa una poderosa herramienta de mitigación de riesgos, es imperativo utilizarlo con discernimiento. Las organizaciones y los profesionales deben evaluar cuidadosamente dónde tiene más sentido implementar esta técnica, garantizando siempre una formación adecuada y promoviendo una cultura de comunicación abierta. Solo a través de una aplicación ponderada e informada, el doble control puede alcanzar su máximo potencial como salvaguardia contra errores y garante de calidad en operaciones críticas.

# Cálculo de Dosis para Nutrición Enteral: Tubos de Alimentación y Sus Requisitos

El cálculo de dosis para la nutrición enteral es un componente esencial en la atención de pacientes que requieren apoyo nutricional a través de tubos de alimentación. La nutrición enteral se utiliza cuando un paciente no puede ingerir ni digerir alimentos por vía oral, pero su tracto gastrointestinal funciona adecuadamente.

**Características de la Nutrición Enteral** La nutrición enteral consiste en mezclas especiales de nutrientes líquidos, que incluyen proteínas, carbohidratos, grasas, vitaminas y minerales, necesarios para satisfacer las necesidades nutricionales de un individuo. Estas mezclas pueden variar en términos de densidad calórica, composición de nutrientes y viscosidad.

**Evaluación de las Necesidades Nutricionales** Antes de comenzar con la nutrición enteral, es fundamental evaluar las necesidades nutricionales del paciente. Esto incluye la determinación de las necesidades calóricas diarias, basadas en factores como la edad, el peso, la actividad física y la condición clínica del paciente. Las enfermedades agudas o crónicas pueden alterar significativamente las necesidades nutricionales.

**Tipos de Tubos de Alimentación** Existen varios tipos de tubos de alimentación, como el nasogástrico, nasoentérico, gastrostomía y yeyunostomía. La elección del tubo depende de la duración prevista de la nutrición enteral, la condición anatómica y clínica del paciente y el sitio más adecuado para la inserción.

**Velocidad y Modalidad de Infusión** Una vez determinadas las necesidades nutricionales, es importante decidir la velocidad y la modalidad de infusión. Esto puede hacerse de manera continua, utilizando una bomba, o en bolo, administrando una cierta cantidad de nutrición a intervalos regulares. La elección depende de la tolerancia gastrointestinal del paciente, el tipo de tubo utilizado y otras consideraciones clínicas.

**Monitoreo y Ajuste** Una vez iniciada la nutrición enteral, es esencial monitorear la respuesta del paciente. Esto incluye la verificación de posibles complicaciones, como diarrea, distensión abdominal o regurgitación, y la adaptación de la velocidad o la composición de la nutrición según sea necesario.

**Consideraciones Específicas** Algunos pacientes pueden tener necesidades nutricionales específicas, como un mayor consumo de proteínas después de un trauma o cirugía, o restricciones en la cantidad de sodio o líquidos debido a afecciones cardíacas.

**En Resumen** En resumen, el cálculo de dosis para la nutrición enteral es un proceso complejo que requiere un profundo conocimiento de las necesidades nutricionales del paciente y la fisiología de la alimentación enteral. A través de una evaluación precisa, una planificación adecuada y un monitoreo continuo, es posible proporcionar al paciente el apoyo nutricional óptimo a través de tubos de alimentación.

La nutrición enteral, aunque esencial para muchos pacientes, presenta desafíos únicos que requieren atención y cuidado. Su objetivo principal es proporcionar nutrientes esenciales a aquellos que no pueden consumir alimentos de manera tradicional, pero hay múltiples variables a considerar en su administración.

**Evaluación de la Tolerancia** Es esencial que los profesionales de la salud monitoreen la tolerancia del paciente a la nutrición enteral. Los signos de intolerancia pueden incluir náuseas, vómitos, diarrea, distensión abdominal y cólicos. La presencia de estos síntomas podría indicar la necesidad de modificar la fórmula, la velocidad de infusión o ambas.

**Compatibilidad con Medicamentos** Los pacientes con tubos de alimentación a menudo también reciben medicamentos a través del mismo tubo. Esto puede dar lugar a problemas de compatibilidad entre la nutrición y los medicamentos, que podrían coagularse o interactuar entre sí. Por lo tanto, es esencial conocer y prevenir estas interacciones, posiblemente separando la administración de nutrición y medicamentos por al menos una hora.

**Prevención de Infecciones** Otro aspecto crucial de la nutrición enteral es la prevención de infecciones. Dado que el tubo proporciona un acceso directo al tracto gastrointestinal, existe un riesgo de contaminación bacteriana. La limpieza regular y cuidadosa del tubo y la manipulación adecuada de la fórmula nutricional son esenciales.

**Equilibrio de Líquidos y Electrolitos** La nutrición enteral puede afectar el equilibrio de líquidos y electrolitos del paciente. Algunas fórmulas pueden tener un alto contenido de sodio, mientras que otras pueden ser más concentradas y requerir una dilución adecuada. El monitoreo de los niveles séricos de electrolitos y la evaluación clínica del equilibrio de líquidos son fundamentales para garantizar la seguridad del paciente.

**Consideraciones sobre la Movilidad** La posición del paciente puede influir en la tolerancia a la nutrición enteral. Por ejemplo, mantener al paciente en una posición semisentada puede reducir el riesgo de aspiración. Del mismo modo, fomentar la movilidad, cuando sea posible, puede promover una mejor motilidad intestinal y tolerancia a la nutrición.

**Tipos de Fórmulas** Existen diversas fórmulas disponibles para la nutrición enteral, cada una con una composición específica en términos de macronutrientes, vitaminas, minerales y energía. La elección de la fórmula ideal debe basarse en las necesidades individuales del paciente, su condición clínica y posibles restricciones dietéticas.

**Aspectos Psicológicos** Por último, no se deben subestimar los aspectos psicológicos relacionados con la alimentación a través de un tubo. Para muchos pacientes, no poder comer de manera tradicional puede tener un impacto significativo en su calidad de vida y autoestima. La comunicación empática y el apoyo psicológico son esenciales en estos casos.

Incorporar todas estas consideraciones en el régimen de nutrición enteral de un paciente puede parecer una tarea desafiante, pero con la formación adecuada, competencia y atención a los detalles, es posible garantizar que cada paciente reciba la mejor atención posible.

**Elección del Tipo de Tubo y Ubicación** La administración de nutrición enteral también puede verse afectada por el tipo de tubo utilizado. Existen diferentes tipos de tubos, como los nasogástricos (NG), los nasoentéricos, los gastrostómicos y los yeyunostómicos. La selección del tubo apropiado depende de la duración prevista de la nutrición, la función gastrointestinal del paciente y otras consideraciones clínicas.

La ubicación anatómica del tubo es crítica. Por ejemplo, un tubo nasogástrico termina en el estómago y puede usarse durante períodos cortos. Sin embargo, si la acidez gástrica es un problema o existe riesgo de aspiración, un tubo nasoentérico, que se extiende hacia el intestino delgado, podría ser preferible. Para necesidades a largo plazo, los tubos gastrostómicos o yeyunostómicos se insertan quirúrgica o endoscópicamente directamente en el estómago o el intestino.

**Consistencia de la Fórmula y Velocidad de Infusión** La consistencia y la viscosidad de las fórmulas nutricionales pueden variar, y algunos tubos podrían obstruirse más fácilmente si se utilizan con fórmulas particularmente densas. Por lo tanto, la selección de la fórmula debe estar relacionada con el diámetro y el tipo de tubo.

La velocidad de infusión es otro aspecto a considerar. Una velocidad demasiado alta puede causar intolerancia, mientras que una velocidad demasiado baja podría no satisfacer las necesidades nutricionales del paciente. La velocidad ideal de infusión variará según la fórmula, la capacidad del paciente para tolerarla y las necesidades calóricas diarias.

**Temperatura de la Fórmula y Limpieza** La temperatura de la fórmula también desempeña un papel importante. La administración de una fórmula demasiado fría puede causar cólicos y malestar, mientras que una fórmula demasiado caliente puede alterar la composición de los nutrientes. En general, la fórmula debe estar a temperatura ambiente para garantizar la máxima tolerancia.

La limpieza e higiene durante la preparación y la administración de la nutrición son esenciales para reducir el riesgo de infecciones. El entorno de preparación debe estar limpio, y las manos deben lavarse a fondo. La fórmula no utilizada debe almacenarse en el refrigerador y desecharse si no se utiliza en un plazo de 24 horas.

**Uso de Aditivos y Monitoreo Regular** Los aditivos a veces pueden ser necesarios para satisfacer las necesidades específicas de los pacientes. Estos pueden incluir vitaminas, minerales, fibras o medicamentos. Sin embargo, antes de agregar cualquier suplemento a la fórmula, es esencial verificar la compatibilidad y asegurarse de que no cause coagulación o separación.

Por último, el monitoreo regular del paciente es fundamental. Además de verificar la presencia de signos de intolerancia, es importante controlar regularmente el peso, la función renal y los electrolitos, entre otros parámetros clínicos, para asegurarse de que la nutrición enteral esté teniendo el efecto deseado y de que el paciente esté recibiendo todos los nutrientes necesarios.

**Tipos de Materiales de Tubos de Alimentación**
Los tubos de alimentación pueden variar también en su composición material, incluyendo siliconas, poliuretanos y gomas. La elección del material puede influir en la duración del tubo y su resistencia a soluciones ácidas o alcalinas. Por ejemplo, el poliuretano tiende a ser más resistente al desgaste y menos reactivo a varios medicamentos y soluciones, lo que lo hace ideal para la nutrición enteral a largo plazo.

**Complicaciones Asociadas** Las complicaciones asociadas con la nutrición enteral pueden variar de leves a graves. Estas pueden incluir problemas mecánicos, como el desplazamiento u obstrucción del tubo, problemas gastrointestinales como náuseas, vómitos, diarrea, estreñimiento y flatulencia, y problemas metabólicos como deshidratación, desequilibrios electrolíticos y alteraciones en los niveles de glucosa en sangre. Una evaluación regular de la ingesta de líquidos, la función renal y los electrolitos

puede ayudar a prevenir o manejar estas
complicaciones.

## Evaluación de las Necesidades Nutricionales

Una correcta evaluación de las necesidades
nutricionales del paciente es esencial antes de iniciar la
nutrición enteral. Esto incluye la estimación de las
necesidades calóricas, la evaluación del estado
nutricional a través de medidas antropométricas y
análisis de laboratorio, y la consideración de las
necesidades nutricionales específicas, como proteínas,
vitaminas y minerales. Estas evaluaciones ayudan a
elegir la fórmula más adecuada y a personalizar el plan
nutricional según las necesidades individuales.

**Compatibilidad de Medicamentos** En el contexto
de la nutrición enteral, la compatibilidad de los
medicamentos con las fórmulas nutricionales es un
aspecto crítico. Algunos medicamentos pueden unirse
a los nutrientes o alterar la viscosidad de la fórmula, lo
que dificulta su administración a través del tubo de
alimentación. Además, algunos medicamentos pueden
requerir absorción en el estómago, mientras que otros
pueden necesitar un entorno intestinal. Por lo tanto, la
elección del tubo de alimentación y la ubicación de su
salida afectan la farmacocinética y la eficacia del
medicamento.

**Ingesta Oral** Mientras se administra la nutrición
enteral a través de un tubo de alimentación, la ingesta

oral de alimentos y bebidas aún puede ser posible y se puede alentar, dependiendo de las condiciones del paciente. Esto puede ayudar a mantener la función y la salud del tracto gastrointestinal y mejorar la calidad de vida del paciente. En estos casos, la nutrición enteral actúa como complemento de la ingesta oral, asegurando que se satisfagan las necesidades nutricionales.

**Apoyo Psicosocial** También es esencial el apoyo psicosocial para los pacientes con nutrición enteral. Enfrentar un tubo de alimentación puede ser un desafío emocional que afecta la autoestima y la percepción de la imagen corporal. Brindar un apoyo adecuado, incluyendo asesoramiento e educación, puede ayudar a los pacientes a adaptarse a su nueva situación.

En resumen, la nutrición enteral, al ser una forma esencial de apoyo nutricional para muchos pacientes que no pueden ingerir o absorber alimentos a través de la digestión normal, ocupa una posición crucial en el campo de la atención médica. Se vale del uso de tubos de alimentación insertados a través de varias ubicaciones, que pueden incluir la nariz, la boca o directamente en el estómago o el intestino. El cálculo de las dosis para la nutrición enteral es complejo y debe tener en cuenta varios factores: las necesidades calóricas y nutricionales individuales, las condiciones médicas subyacentes, los medicamentos administrados y las posibles interacciones entre estos y la fórmula nutricional, la función digestiva residual y las complicaciones asociadas con el procedimiento en sí. El material utilizado para los tubos de alimentación se selecciona en función de diversos criterios, como la durabilidad, la resistencia a soluciones ácidas o alcalinas y la biocompatibilidad. La ubicación y el tipo de tubo de alimentación elegido (por ejemplo, nasogástrico, gastrostomía, etc.) pueden influir en cómo los medicamentos y las fórmulas se metabolizan y absorben en el cuerpo. Las complicaciones pueden variar de leves a graves, y una gestión cuidadosa y educada de estos tubos, junto con una evaluación y monitoreo minuciosos del paciente, es fundamental para garantizar la seguridad y eficacia de la nutrición enteral. Los profesionales de la salud deben ser especialmente vigilantes al administrar medicamentos a través de tubos de alimentación, ya que las interacciones entre medicamentos y fórmulas pueden afectar la disponibilidad del medicamento o alterar la composición de la fórmula. Finalmente, pero no menos importante, está el aspecto humano y psicosocial de la nutrición enteral. La implementación de un tubo de alimentación puede tener un impacto significativo en la imagen corporal, la autoestima y la calidad de vida del paciente. Por lo tanto, es esencial brindar un apoyo psicosocial adecuado, además de la atención clínica. En resumen, la nutrición enteral, aunque es una modalidad terapéutica esencial, requiere una comprensión profunda, una capacitación específica y una atención multidisciplinaria para lograr el mejor resultado posible para el paciente.

## 15. Casos Clínicos • Prácticas en Escenarios Clínicos Reales

La casuística clínica representa un componente esencial del aprendizaje y la formación en el campo médico. A través del análisis de casos clínicos reales, los profesionales de la salud no solo pueden perfeccionar sus habilidades de diagnóstico y tratamiento, sino también desarrollar una profunda comprensión de las sutilezas y complejidades que caracterizan la práctica médica. Estos escenarios permiten explorar una amplia gama de situaciones, desde patologías comunes hasta aquellas más raras y complejas.

Aquí tienes algunos ejemplos de prácticas en escenarios clínicos:

1. **Caso de Insuficiencia Cardíaca:** Un hombre de 68 años se presenta en urgencias quejándose de dificultad para respirar e hinchazón en los tobillos. Tiene antecedentes de hipertensión y

diabetes. ¿Cómo procederías con el diagnóstico y el tratamiento?

2. **Caso de Infección Respiratoria:** Una niña de 4 años visita al pediatra con tos persistente, fiebre y malestar. Ha estado en contacto con otros niños con síntomas similares en la escuela. ¿Cuáles son tus consideraciones diagnósticas?

3. **Caso de Fractura:** Una mujer de 30 años se cae mientras corre y reporta un dolor agudo en la muñeca derecha, que parece estar hinchada y deformada. ¿Qué pasos tomarías para manejar esta situación?

4. **Caso de Alergia Alimentaria:** Un adolescente de 15 años come una barra de proteínas y comienza a experimentar picazón en la boca, urticaria y dificultad para respirar. ¿Qué harías de inmediato?

5. **Caso de Dolor Abdominal:** Una mujer de 40 años se presenta con dolor abdominal agudo en el cuadrante inferior derecho. También tiene náuseas y ha vomitado una vez. ¿Cuáles son tus hipótesis diagnósticas?

Estos casos clínicos ofrecen la oportunidad de aplicar el conocimiento teórico a situaciones prácticas y reales. Durante las prácticas, los estudiantes pueden explorar diferentes enfoques para el diagnóstico, la gestión y el tratamiento, recibiendo retroalimentación de sus instructores y compañeros.

Es importante destacar el papel de la simulación en este contexto. Gracias a las tecnologías modernas, es posible crear entornos de simulación que reproduzcan fielmente situaciones clínicas reales. Esto brinda a los estudiantes y profesionales en formación la oportunidad de practicar sus habilidades en un entorno controlado y seguro.

Además, la discusión y el análisis de estos casos clínicos fomentan el aprendizaje colaborativo, estimulando la reflexión crítica y la profundización. A través de este proceso, los profesionales de la salud pueden perfeccionar sus habilidades de diagnóstico y toma de decisiones, preparándose para enfrentar una amplia gama de situaciones clínicas en su práctica diaria.

La casuística clínica también sirve como medio para identificar patrones recurrentes en los síntomas, enfermedades y respuestas al tratamiento, proporcionando una base para desarrollar y actualizar pautas clínicas y mejores prácticas. El análisis detallado de estos casos puede ofrecer información sobre factores de riesgo, comorbilidades, interacciones farmacológicas y posibles obstáculos para la atención óptima de los pacientes.

Otro aspecto importante de la casuística clínica es su capacidad para resaltar áreas de incertidumbre o controversia en la práctica médica. Esto puede estimular investigaciones adicionales y estudios clínicos para abordar estas cuestiones y mejorar la calidad de la atención médica.

Por ejemplo, imagina un caso en el que un paciente con antecedentes de epilepsia experimenta una serie de efectos secundarios inesperados de un nuevo medicamento antiepiléptico. La presentación y discusión de este caso en un entorno educativo podría llevar a la realización de estudios adicionales sobre la seguridad y eficacia de ese medicamento en particular, contribuyendo al conocimiento médico en general.

Del mismo modo, la comparación de casos clínicos de diferentes regiones o poblaciones puede revelar diferencias en la presentación de enfermedades, respuestas al tratamiento o resultados clínicos que podrían no ser evidentes de inmediato sin un análisis comparativo detallado.

Y en una era en la que la medicina personalizada está cobrando cada vez más relevancia, la casuística puede desempeñar un papel crucial al resaltar las diferencias individuales en la presentación de enfermedades y la respuesta al tratamiento. Esto puede ayudar a los médicos a desarrollar planes de tratamiento personalizados para sus pacientes, teniendo en cuenta

las necesidades y circunstancias específicas de cada
individuo.

Finalmente, la casuística clínica también puede servir
como plataforma para discutir las implicaciones éticas
de ciertas intervenciones o decisiones clínicas. Por
ejemplo, ¿cómo manejar un caso en el que las
necesidades o deseos del paciente entran en conflicto
con las pautas clínicas establecidas? ¿O cómo navegar
en una situación en la que hay evidencia científica
limitada para respaldar una decisión clínica particular?

En resumen, a través del análisis detallado y la
discusión de escenarios clínicos reales, la casuística
clínica brinda a los profesionales de la salud un medio
invaluable para profundizar su comprensión de la
medicina, perfeccionar sus habilidades y contribuir al
avance de la práctica médica en su conjunto.

## Formación Práctica Basada en Casos Clínicos: Enriqueciendo la Práctica Sanitaria

Las prácticas basadas en casos clínicos representan un
elemento fundamental en la formación médica y la
educación continua de los profesionales de la salud. A
través del análisis detallado de casos reales, médicos,
enfermeros y otros trabajadores de la salud pueden
adquirir una comprensión más profunda de las
sutilezas y complejidades de la práctica clínica.

Los escenarios clínicos reales a menudo van más allá de lo que se encuentra en los libros de medicina, presentando desafíos únicos que pueden variar según la condición del paciente, sus comorbilidades, antecedentes familiares, preferencias personales y muchas otras variables. Al analizar estas situaciones, los profesionales pueden desarrollar una mayor empatía por los pacientes, mejorar sus habilidades de comunicación y tomar decisiones clínicas más informadas.

Por ejemplo, un caso podría involucrar a un paciente anciano con múltiples afecciones crónicas que requiere un enfoque multidisciplinario en su atención. Esto podría incluir la gestión de medicamentos, fisioterapia, nutrición y evaluación psicológica. Estudiar un caso de este tipo podría ayudar a los profesionales de la salud a comprender cómo coordinar la atención entre diferentes especialidades y tomar decisiones que tengan en cuenta la integralidad del paciente.

Otro escenario podría involucrar a un paciente joven con síntomas ambiguos que no se ajustan a un diagnóstico claro. Esto podría desafiar a los médicos a considerar diagnósticos diferenciales, realizar pruebas diagnósticas adicionales y comunicarse efectivamente con el paciente y su familia sobre la incertidumbre.

Además, existen casos que pueden poner de manifiesto cuestiones culturales o socioeconómicas. Por ejemplo,

¿cómo se trata a un paciente que tiene creencias culturales que pueden entrar en conflicto con las recomendaciones médicas estándar? ¿O cómo se aborda a un paciente que puede no tener los recursos para seguir las indicaciones dietéticas o farmacológicas?

Estos escenarios reales también pueden ayudar a los médicos a reflexionar sobre sus propias reacciones emocionales y prejuicios. Después de todo, la medicina no se trata solo de conocimiento clínico, sino también de interacción humana. A través de la reflexión y la discusión de estos casos, los profesionales pueden crecer tanto como clínicos como personas.

El aspecto legal de la práctica médica también puede surgir en el estudio de la casuística clínica. En una época en la que la medicina está cada vez más regulada y sujeta a litigios, conocer y comprender los diversos escenarios en los que pueden surgir problemas legales es fundamental. Al analizar casos que han llevado a demandas legales o controversias, los profesionales pueden volverse más conscientes de los riesgos y las mejores prácticas para mitigarlos.

Finalmente, es esencial que estas prácticas se realicen en un entorno de aprendizaje seguro y de apoyo. Esto permite a los profesionales hacer preguntas, cometer errores, recibir retroalimentación y aprender de manera constructiva, sin la presión del entorno clínico en tiempo real.

En resumen, la casuística clínica, entendida como el estudio y el análisis detallado de escenarios clínicos reales a través de prácticas, representa un hito en el aprendizaje y el perfeccionamiento de las habilidades de los profesionales de la salud. Este enfoque educativo ayuda a cerrar la brecha entre la teoría médica tradicionalmente adquirida a través de libros de texto y la realidad compleja y matizada de la práctica clínica.

## Aspectos Clave de la Metodología

1. **Complejidad de la Realidad Clínica:** Los escenarios reales ofrecen un panorama completo de los pacientes, quienes a menudo presentan síntomas superpuestos, comorbilidades y otras variables que pueden complicar el diagnóstico y el tratamiento. Aprender a través de estas situaciones ayuda a desarrollar un enfoque holístico y multidisciplinario en la atención al paciente.

2. **Desarrollo de Habilidades Interpersonales:** La casuística permite a los médicos perfeccionar no solo sus habilidades técnicas, sino también las comunicativas y empáticas, fundamentales para establecer una

relación de confianza con el paciente y sus familiares.

3. **Consideraciones Culturales y Socioeconómicas:** Los escenarios clínicos a menudo destacan desafíos relacionados con barreras culturales, creencias religiosas o limitaciones socioeconómicas, lo que requiere un enfoque más adaptable y sensible por parte del médico.

4. **Reflexión y Crecimiento Profesional:** A través de la discusión y el análisis de casos, los profesionales pueden identificar y superar sus propios prejuicios, fortalecer su capacidad de toma de decisiones y crecer tanto a nivel profesional como personal.

5. **Aspectos Legales y Éticos:** El examen de casos clínicos también puede exponer a los profesionales a posibles riesgos legales y dilemas éticos, ayudándolos a navegar por estas aguas complejas con mayor conciencia y preparación.

En resumen, la casuística clínica, con su énfasis en el aprendizaje basado en experiencias reales, ofrece un valor incalculable en la educación médica. Proporciona una plataforma para que los profesionales de la salud exploren, reflexionen y aprendan de situaciones concretas, asegurando que no solo sean competentes desde el punto de vista técnico, sino también capaces de enfrentar los desafíos interpersonales, culturales y éticos que inevitablemente surgen en la práctica clínica diaria.

## Herramientas Tecnológicas

La revolución digital ha tenido un impacto significativo en el campo de la medicina, ofreciendo a los profesionales de la salud una amplia gama de herramientas tecnológicas que pueden ayudar en sus funciones diarias, mejorar la precisión y eficiencia de su trabajo y minimizar errores. Centrándonos específicamente en el cálculo de dosis e intervenciones farmacéuticas, existen varias herramientas tecnológicas que pueden brindar apoyo:

1. **Aplicaciones Móviles para el Cálculo de Dosis:** Hay numerosas aplicaciones disponibles tanto para dispositivos Android como iOS que han sido diseñadas específicamente para ayudar a los médicos en el cálculo de dosis. Estas aplicaciones a menudo incluyen funciones para calcular dosis basadas en peso, intervalos de tiempo y otras variables relevantes. Muchas de ellas también están adaptadas para campos específicos, como pediatría u oncología.

2. **Calculadoras Médicas en Línea:** Sitios web dedicados ofrecen calculadoras que pueden ayudar en el cálculo de dosis, monitorear la función renal, calcular el IMC y muchas otras

funciones. Estas herramientas en línea a menudo se utilizan para obtener una segunda opinión o verificar cálculos rápidamente.

3. **Sistemas Electrónicos de Prescripción:** Estos sistemas son software integrados en hospitales o instalaciones de atención médica que ayudan a los médicos a recetar medicamentos. Estos sistemas a menudo incluyen alertas que advierten a los médicos sobre posibles interacciones farmacológicas, dosis excesivas u otras preocupaciones relacionadas con la seguridad.

4. **Bases de Datos Farmacológicas Digitales:** Accesibles a través de computadoras o dispositivos móviles, estas bases de datos proporcionan información actualizada sobre medicamentos, incluidas las dosis recomendadas, efectos secundarios, interacciones y otra información relevante. Estas herramientas son fundamentales para garantizar que las decisiones terapéuticas se basen en la información más reciente y precisa disponible.

5. **Tecnologías de Simulación:** Utilizadas principalmente con fines educativos, estas tecnologías permiten a los profesionales de la salud practicar el cálculo de dosis y la administración de medicamentos en un entorno

virtual, reduciendo así el riesgo de errores en la práctica real.

6. **Dispositivos Portátiles de Escaneo:** Estos dispositivos se pueden utilizar para escanear códigos de barras en medicamentos, garantizando que el medicamento correcto se administre al paciente adecuado, en el momento adecuado y en la dosis correcta.

7. **Inteligencia Artificial y Aprendizaje Automático:** Aunque aún están en sus primeras etapas en el campo médico, estas herramientas tienen el potencial de revolucionar la forma en que los médicos toman decisiones, analizando grandes cantidades de datos para proporcionar sugerencias sobre dosis, diagnósticos y tratamientos.

En conclusión, si bien las herramientas tecnológicas ofrecen enormes ventajas en términos de precisión, eficiencia y seguridad, es esencial que los profesionales de la salud reciban una formación adecuada en el uso de estas herramientas y mantengan un enfoque crítico, confiando siempre en su juicio clínico y experiencia además de la información proporcionada por la tecnología.

La tecnología ha permeado cada aspecto de la medicina moderna, y el cálculo de dosis no es una excepción. Continuando con nuestra discusión anterior sobre las herramientas tecnológicas disponibles para ayudar en el cálculo de dosis, es fundamental destacar que estas herramientas no solo son funcionales para la precisión, sino también para la seguridad del paciente.

8. **Sistemas Integrados de Monitoreo:** Algunos dispositivos médicos, como las bombas de infusión, ahora están equipados con sistemas integrados que monitorean la cantidad de medicamento administrado y pueden enviar alertas si hay una variación con respecto a la dosis prescrita. Estos sistemas también pueden conectarse a los registros electrónicos de los pacientes para garantizar un seguimiento completo.

9. **Redes de Retroalimentación entre Profesionales:** Algunas plataformas tecnológicas alientan a los médicos a compartir sus experiencias y lecciones aprendidas sobre el cálculo de dosis. Estas plataformas en línea funcionan como foros en los que los profesionales pueden discutir casos específicos, compartir consejos y soluciones a desafíos comunes.

10. **Dispositivos Portátiles y Telemedicina:** Con el avance de la tecnología portátil, ahora existen dispositivos que pueden monitorear constantemente diversos parámetros

del paciente, como la frecuencia cardíaca, la presión arterial y los niveles de glucosa. Estos datos pueden utilizarse para ajustar en tiempo real las dosis de ciertos medicamentos, especialmente en pacientes con enfermedades crónicas.

11. **Formación a través de Realidad Virtual:** La realidad virtual (RV) se está convirtiendo en una herramienta valiosa en la formación médica. Mediante la simulación de RV, los médicos pueden "practicar" el cálculo de dosis y la administración de medicamentos en un entorno seguro, lo que les permite cometer errores y aprender de ellos sin poner en riesgo a pacientes reales.

12. **Algoritmos Predictivos:** Con la evolución de la inteligencia artificial, se están desarrollando algoritmos capaces de prever las necesidades específicas de los pacientes en términos de dosificación. Estos algoritmos utilizan datos históricos, literatura médica e información del paciente para hacer predicciones precisas.

13. **Interfaz de Usuario y Diseño:** Aunque puede parecer un aspecto secundario, el diseño de la interfaz de usuario de las herramientas tecnológicas desempeña un papel crucial. Un diseño intuitivo y fácil de usar puede reducir

significativamente los errores y aumentar la eficiencia, especialmente en situaciones de estrés.

14. **Actualizaciones y Mantenimiento:** Las herramientas tecnológicas no son estáticas. Con el avance de la investigación y el conocimiento, estas herramientas se actualizan constantemente para ofrecer funciones mejoradas. Es esencial que los profesionales de la salud estén al tanto de estas actualizaciones y reciban formación continua.

15. **Ciberseguridad:** Con el aumento de la digitalización, la seguridad de los datos se vuelve fundamental. La protección de la información del paciente y la garantía de que las herramientas tecnológicas no puedan ser comprometidas son aspectos vitales.

Finalmente, es fundamental comprender que si bien las herramientas tecnológicas pueden ofrecer una amplia gama de ventajas, no reemplazan la competencia, la experiencia y el juicio de los profesionales de la salud. La tecnología debe ser vista como un complemento, y no como un sustituto, de las habilidades clínicas y el discernimiento.

# La Evolución de la Tecnología en la Atención Médica

La evolución de la tecnología en la atención médica avanza a pasos agigantados y, con la expansión de las capacidades digitales, se vuelve cada vez más evidente la importancia de las herramientas tecnológicas en el campo del cálculo de dosis y administración de medicamentos. Al abordar este tema, es necesario considerar varios elementos clave:

**Interoperabilidad de los Sistemas:** En una época en la que la información se intercambia a una velocidad asombrosa, la interoperabilidad entre diferentes plataformas y software es crucial. Por ejemplo, una aplicación móvil que ayuda en el cálculo de dosis debería poder comunicarse fácilmente con un sistema de registros electrónicos de salud para garantizar que la información del paciente esté siempre actualizada y precisa. Esta conexión fluida entre dispositivos puede ayudar a prevenir errores debidos a información desactualizada o imprecisa.

**Adaptabilidad al Usuario:** Cada profesional de la salud tiene su propio método de trabajo y nivel de familiaridad con la tecnología. Por lo tanto, las herramientas tecnológicas deben diseñarse de manera que sean intuitivas y adaptables a las necesidades individuales. La personalización de interfaces, notificaciones y funciones puede desempeñar un papel fundamental en la eficacia de dichas herramientas.

**Retroalimentación en Tiempo Real:** Uno de los aspectos más revolucionarios de las herramientas tecnológicas modernas es la capacidad de proporcionar retroalimentación en tiempo real. Por ejemplo, una aplicación de cálculo de dosis podría alertar de inmediato al usuario si la dosis ingresada está fuera de los límites recomendados, lo que ayuda a prevenir posibles errores antes de que ocurran.

**Integración con la Formación Continua:** La formación es un elemento central en la medicina. Con la evolución de la tecnología, es posible que las herramientas de cálculo de dosis también ofrezcan módulos de formación, tutoriales o simulaciones que ayuden a los profesionales de la salud a mantener y mejorar sus habilidades.

**Soporte Multilingüe:** En un mundo globalizado, no es raro que los profesionales de la salud trabajen en entornos multilingües. Por lo tanto, las herramientas tecnológicas deben ofrecer soporte en varios idiomas, garantizando que la información sea siempre comprensible, independientemente del idioma nativo del usuario.

**Conectividad y Computación en la Nube:** La capacidad de acceder a la información desde cualquier dispositivo y lugar es fundamental. Las herramientas basadas en la nube permiten a los profesionales de la salud sincronizar datos entre diferentes dispositivos, asegurando que la información esté siempre actualizada y disponible.

**Evaluaciones y Reseñas Entre Colegas:** En una época en la que las reseñas en línea son fundamentales para elegir un producto o servicio, poder contar con evaluaciones y retroalimentación de otros profesionales del sector puede ayudar en la selección de las herramientas más confiables y efectivas.

La combinación de estos elementos, junto con la continua evolución de la tecnología, hace que el panorama de las herramientas tecnológicas en el campo del cálculo de dosis sea extremadamente dinámico. Sin embargo, siempre es importante recordar que la tecnología es una herramienta al servicio del profesional de la salud y no al revés. La seguridad y el bienestar del paciente siempre deben estar en primer lugar.

La revolución tecnológica ha tenido un fuerte impacto en el sector de la salud, ofreciendo soluciones innovadoras que buscan mejorar la seguridad, eficiencia y precisión en diversas áreas de práctica. En particular, en el contexto del cálculo de dosis, las herramientas tecnológicas representan un recurso invaluable para los profesionales de la salud, permitiéndoles garantizar dosis precisas, minimizar el riesgo de errores y asegurar la seguridad del paciente.

La interoperabilidad entre sistemas es una de las características clave de esta nueva ola de herramientas digitales. La capacidad de integrar y compartir datos entre diferentes plataformas y aplicaciones puede garantizar una continuidad en la atención al paciente y una mayor coherencia en las decisiones terapéuticas. Esta integración también puede reducir el riesgo de errores debidos a información faltante o inconsistente.

Otro aspecto crucial es la adaptabilidad de las herramientas a las necesidades individuales de los profesionales de la salud. La personalización de las interfaces, configuraciones y funciones asegura que las herramientas sean intuitivas y de fácil uso, lo que reduce aún más la probabilidad de errores y mejora la eficiencia operativa.

La retroalimentación en tiempo real, proporcionada por muchas aplicaciones modernas, actúa como un nivel adicional de control, alertando sobre posibles problemas o inconsistencias antes de que se conviertan en errores clínicos. Este tipo de retroalimentación inmediata no solo mejora la seguridad del paciente, sino que también fortalece la confianza del profesional de la salud en la tecnología que está utilizando.

La formación continua es un pilar en el campo médico y las herramientas tecnológicas pueden servir como plataformas de aprendizaje, ofreciendo tutoriales, simulaciones y módulos formativos que mantienen a los profesionales de la salud actualizados sobre las últimas mejores prácticas.

La conectividad y la capacidad de acceder a la información desde cualquier lugar y dispositivo ofrecen una flexibilidad sin precedentes, lo que permite a los profesionales responder rápidamente a situaciones de emergencia o consultar datos e información vital según sea necesario.

Finalmente, el valor de las evaluaciones entre colegas no puede subestimarse. Las reseñas y retroalimentación de otros profesionales pueden guiar a los profesionales de la salud en la selección de las herramientas más adecuadas, asegurando que se basen en tecnologías probadas y confiables.

En conclusión, mientras la tecnología continúa avanzando y ofrece soluciones innovadoras, es esencial que los profesionales de la salud sigan siendo el núcleo del proceso de toma de decisiones, utilizando las herramientas tecnológicas como medios para mejorar la atención al paciente, en lugar de considerarlas como un fin en sí mismas. La combinación de una formación adecuada, retroalimentación en tiempo real y soluciones personalizadas puede ayudar a garantizar que la tecnología se utilice al máximo de su potencial, siempre velando por la seguridad y el bienestar del paciente.

## 17. Legislación y Normativas • Regulaciones sobre Seguridad y Administración de Medicamentos

El campo de la medicina, en particular la administración de medicamentos, está estrictamente regulado por una serie de leyes y normativas que tienen como objetivo garantizar la seguridad del paciente y establecer altos estándares de práctica clínica. La comprensión y el cumplimiento de estas leyes y normativas son esenciales para todos los profesionales de la salud involucrados en la prescripción, administración y monitoreo de medicamentos.

**Fuentes Normativas:** Existen muchas fuentes de regulación, que van desde leyes nacionales hasta códigos de conducta profesional y directrices de organizaciones. Por ejemplo, en muchos países, existen agencias reguladoras nacionales que se encargan de los medicamentos y dispositivos médicos, como la FDA en Estados Unidos o la EMA en Europa. Estas agencias tienen la tarea de evaluar y aprobar nuevos medicamentos y de monitorear la seguridad de los medicamentos una vez que están en el mercado.

**Seguridad del Paciente:** En el centro de todas las leyes y normativas se encuentra la seguridad del paciente. Esto incluye garantizar que los medicamentos se administren en la dosis correcta, al paciente adecuado, en el momento adecuado y de la manera adecuada. Muchos errores de medicación pueden prevenirse mediante sistemas de control y protocolos estandarizados.

**Formación y Cualificaciones:** Las leyes a menudo establecen requisitos mínimos de formación y cualificación para quienes administran medicamentos. Esto puede incluir la necesidad de licencias, certificaciones o formación continua. Estos requisitos aseguran que quienes administran medicamentos tengan las habilidades necesarias para hacerlo de manera segura.

**Almacenamiento y Eliminación:** Las regulaciones a menudo dictan cómo deben almacenarse y eliminarse los medicamentos. Esto puede incluir requisitos específicos para el almacenamiento en frío, la seguridad de los medicamentos controlados o la disposición de medicamentos vencidos.

**Documentación y Registro:** Mantener registros precisos es un elemento fundamental en la administración de medicamentos. Esto ayuda a rastrear qué medicamentos se administraron, en qué dosis y cuándo. Además, la documentación puede desempeñar un papel crucial en caso de posibles disputas legales o investigaciones.

**Responsabilidad y Recursos:** Las leyes también establecen las responsabilidades de los profesionales de la salud y ofrecen mecanismos de recurso para los pacientes en caso de errores o negligencia. Esto incluye posibles acciones legales, investigaciones y sanciones.

**Evolución y Actualizaciones:** Es importante destacar que las leyes y normativas están en constante evolución. Nuevos descubrimientos científicos, cambios en el panorama clínico o eventos adversos pueden llevar a cambios en las regulaciones existentes o a la introducción de nuevas regulaciones. Por lo tanto, los profesionales de la salud deben mantenerse actualizados sobre las últimas modificaciones y asegurarse de cumplir con las regulaciones vigentes.

En conclusión, las leyes y normativas sobre la administración de medicamentos desempeñan un papel fundamental en garantizar que la terapia farmacológica sea segura y efectiva. Además de proteger a los pacientes, estas regulaciones también protegen a los profesionales de la salud al establecer pautas claras y expectativas sobre la práctica clínica. Cumplir con estos estándares es esencial para mantener la confianza del público y garantizar la mejor atención posible para los pacientes.

Las regulaciones sobre seguridad y administración de medicamentos son herramientas esenciales para crear un entorno clínico seguro y protegido. Estas regulaciones no solo garantizan que los pacientes reciban atención de alta calidad, sino que también contribuyen a establecer una base ética y profesional para la práctica médica.

**Interacción con Otras Leyes:** A menudo, las leyes relacionadas con la administración de medicamentos interactúan o se superponen con otras regulaciones en el campo de la salud. Por ejemplo, las leyes de privacidad del paciente pueden tener implicaciones en cómo se registran, comparten y archivan las informaciones relacionadas con la medicación. Comprender cómo interactúan estas leyes es fundamental para garantizar que no se infrinjan.

**Estándares Internacionales:** Con el aumento de la globalización en el campo de la salud, existen muchas ocasiones en las que las prácticas y regulaciones de un país pueden influir o ser influenciadas por estándares internacionales. Organizaciones como la Organización Mundial de la Salud (OMS) pueden establecer directrices que, aunque no son vinculantes, a menudo influyen en las políticas nacionales.

**Rol de las Partes Interesadas:** Además de los reguladores oficiales, existen muchas partes interesadas que desempeñan un papel en la formación de leyes y regulaciones. Estas pueden incluir asociaciones profesionales, grupos de pacientes, fabricantes de medicamentos y otras organizaciones no gubernamentales. Estos grupos a menudo brindan aportes, realizan investigaciones y influencian la opinión pública sobre cuestiones relacionadas con el uso de medicamentos.

**Medicamentos Experimentales:** Un área particularmente delicada de la regulación se refiere al uso de medicamentos experimentales o aún no aprobados. Estos pueden utilizarse en estudios clínicos o en circunstancias excepcionales, pero existen estrictas regulaciones sobre cómo deben administrarse, monitorearse y reportarse.

**Impacto en la Investigación:** Las leyes también pueden influir en la investigación clínica. Por ejemplo, los requisitos para probar nuevos medicamentos o informar efectos secundarios pueden afectar la forma en que se llevan a cabo los estudios y cómo se informan los resultados.

**Educación y Cumplimiento:** La formación continua y la actualización profesional son esenciales en un campo en el que las leyes y las prácticas pueden cambiar rápidamente. Las instituciones de atención médica y las organizaciones profesionales a menudo ofrecen cursos, seminarios y otras recursos para ayudar a los médicos y profesionales de la salud a mantenerse informados.

**Auditoría y Monitoreo:** El cumplimiento de las leyes y regulaciones no es solo una responsabilidad pasiva. A menudo, existen mecanismos activos de auditoría y monitoreo en funcionamiento para garantizar que las prácticas clínicas cumplan con los estándares requeridos. Esto puede incluir controles internos, inspecciones realizadas por agencias externas o revisiones realizadas por organismos de acreditación.

**Consecuencias de la No Conformidad:** La violación de las leyes y regulaciones puede tener graves consecuencias, tanto desde el punto de vista legal como profesional. Además de posibles sanciones penales o civiles, los profesionales de la salud pueden enfrentar acciones disciplinarias, pérdida de licencias o certificaciones y daños a su reputación profesional.

Si bien las leyes y regulaciones a veces pueden parecer onerosas o complejas, es esencial recordar que son una herramienta fundamental para garantizar que los pacientes reciban tratamientos seguros y efectivos. Tener un profundo entendimiento de estos reglamentos y comprometerse activamente con su cumplimiento es una parte fundamental de ser un profesional de la salud responsable.

En conclusión, las leyes y regulaciones relacionadas con la seguridad y administración de medicamentos son fundamentales para garantizar que los pacientes reciban tratamientos seguros, efectivos y de alta calidad. Estas regulaciones representan una estructura dentro de la cual las prácticas médicas deben operar y tienen implicaciones profundas en varios aspectos de la atención médica, desde la investigación clínica hasta la práctica diaria.

El panorama legislativo en este sector está influenciado por múltiples factores. Las decisiones a nivel nacional pueden ser influenciadas por estándares y recomendaciones de organizaciones internacionales, como la Organización Mundial de la Salud. Sin embargo, la conformidad con estas regulaciones no se trata solo de cumplir con los requisitos mínimos. Es una demostración del compromiso de un profesional de la salud o una institución con la protección de los pacientes y la excelencia en la práctica médica.

Las violaciones de las regulaciones pueden tener graves consecuencias, tanto desde el punto de vista legal como profesional. Esto puede incluir sanciones penales, acciones disciplinarias y, en algunos casos, la revocación de la licencia médica. Por lo tanto, es esencial que los profesionales de la salud estén adecuadamente capacitados y actualizados sobre las leyes y regulaciones vigentes.

Además, es fundamental la interacción y colaboración entre diversas partes interesadas en el campo de la medicina y la farmacología. Estas pueden incluir organizaciones profesionales, grupos de pacientes, empresas farmacéuticas y muchas otras entidades. Su colaboración y aportes son cruciales para formar regulaciones que sean prácticas y óptimas para garantizar la seguridad del paciente.

En resumen, las leyes y regulaciones sobre la administración de medicamentos son una parte clave del sistema de salud. Proporcionan orientación y estructura que, cuando se siguen correctamente, garantizarán que los pacientes reciban atención de alta calidad, al mismo tiempo que protegen a los profesionales de la salud de posibles complicaciones legales o éticas. Como en todas las profesiones, la clave es la formación continua, la conciencia y un compromiso constante con la excelencia y la ética profesional.

## 18. Consejos para Estudiar y Memorizar • Técnicas y Trucos para Mantener la Información Fresca.

Estudiar y memorizar información, especialmente en un campo amplio y complejo como el médico, puede representar un desafío. Afortunadamente, existen diversas estrategias basadas en principios psicológicos y neurocientíficos que pueden ayudar a optimizar el proceso de aprendizaje. Aquí tienes algunas técnicas y consejos para mantener la información fresca y fácilmente accesible:

1. **Repetición Espaciada:** En lugar de repasar el mismo tema muchas veces en una sola sesión (atiborrarse), es más efectivo distribuir las sesiones de estudio en el tiempo. Esto se debe a que la repetición espaciada ayuda a consolidar la información en la memoria a largo plazo.

2. **Técnica del Pomodoro:** Esta técnica implica el uso de intervalos de estudio de 25 minutos (llamados "pomodoros") seguidos de pausas de 5 minutos. Después de cuatro "pomodoros", se toma un descanso más largo de 15-30 minutos.

3. **Asociación Visual:** Crear una historia o una imagen mental relacionada con la información puede ayudar a recordarla mejor. Cuanto más vívida e inusual sea la imagen, mayor será la probabilidad de recordarla.

4. **Mnemotécnicas:** Estas son técnicas que utilizan pequeños trucos o recursos verbales para memorizar listas o información compleja.

5. **Autoevaluación:** Evaluarse a sí mismo sobre lo que acaba de estudiar puede fortalecer la memoria y ayudar a identificar áreas que requieren atención adicional.

6. **Estudio en Grupo:** Discutir y enseñar la información a otros puede ayudar a aclarar y consolidar la comprensión propia.

7. **Descanso y Sueño:** El sueño desempeña un papel crucial en la consolidación de la memoria. Es esencial tener un sueño adecuado para un aprendizaje efectivo.

8. **Entorno de Estudio:** Mantener un entorno de estudio limpio, organizado y libre de distracciones. Escuchar música ligera o ruido blanco puede ayudar a algunas personas a concentrarse.

9. **Alimentación e Hidratación:** Beber agua y consumir alimentos nutritivos puede mejorar la concentración y la eficiencia en el estudio. Evitar el exceso de cafeína o azúcares.

10. **Ejercicio Físico:** La actividad física regular puede estimular el cerebro, mejorar la memoria y la concentración.

11. **Mapas Conceptuales:** Crear diagramas o mapas que conecten conceptos relacionados puede ayudar a visualizar las conexiones y comprender mejor la información.

12. **Técnica de Feynman:** Esta técnica, ideada por el famoso físico Richard Feynman, sugiere

explicar un concepto en términos simples, como si se estuviera enseñando a un niño, para asegurarse de haberlo comprendido completamente.

13. **Aplicaciones y Tecnología:** Utilizar aplicaciones como Anki, Quizlet u otras plataformas de tarjetas digitales para repasar y evaluar tu conocimiento.

14. **Descansos y Relajación:** Tomarse momentos de descanso y relajación entre las sesiones de estudio para refrescar la mente y el cuerpo.

Recuerda que no todas las técnicas funcionan de la misma manera para todos, por lo que se recomienda experimentar con diferentes estrategias y encontrar aquellas que funcionen mejor para ti. La clave está en la constancia, la dedicación y un enfoque activo y reflexivo hacia el aprendizaje. Con el tiempo y la práctica, puedes perfeccionar tus habilidades de estudio y mejorar significativamente tu capacidad para memorizar y recordar información.

## Asegurar que la Información Aprendida Permanezca Fresca y Accesible: Un Enfoque Multifactorial

Asegurarse de que la información aprendida permanezca fresca y accesible requiere un enfoque multifactorial. Además de las técnicas ya discutidas, hay muchos otros métodos y consejos que se pueden adoptar para mejorar la memorización y retención de la información:

**Integración Multisensorial:** Incorporar más sentidos durante el estudio puede mejorar la memorización. Por ejemplo, leer en voz alta, tomar notas a mano o usar colores vibrantes para resaltar pueden ayudar a involucrar más áreas del cerebro y fortalecer los recuerdos.

**Enfoque Incremental:** En lugar de intentar asimilar grandes cantidades de información de una sola vez, intenta aprender poco a poco. Este enfoque paso a paso puede hacer que el aprendizaje sea menos abrumador y más manejable.

**Conexiones Reales:** Conectar nueva información con algo que ya conoces o con experiencias personales puede crear un "puente" en tu memoria, lo que facilita recordar nuevos conceptos.

**Descanso Estratégico:** Breves pausas después de aprender algo nuevo pueden ayudar al cerebro a consolidar la información. Este período de "desfragmentación" puede marcar una gran diferencia en la retención de la información.

**Juegos y Actividades de Memoria:** Hay numerosas aplicaciones y juegos diseñados para entrenar la memoria. Desafíos como crucigramas, sudoku o juegos como Lumosity pueden ser útiles para mantener la mente ágil.

**Método de Historias:** Crear una historia o anécdota basada en lo que estás tratando de recordar puede hacer que la información sea más interesante y, por lo tanto, más memorable.

**Aprendizaje Basado en Problemas:** Este enfoque pedagógico coloca a los estudiantes en la posición de resolver problemas o casos reales, a menudo en grupo. Ayuda a que el aprendizaje sea más aplicado y relevante.

**Meditación y Atención Plena:** Prácticas como la meditación pueden mejorar la concentración, la conciencia y la memoria. Incluso unos minutos al día pueden marcar la diferencia.

**Entornos Variados:** Cambiar el entorno de estudio con frecuencia puede ayudar a fortalecer la memoria. Esto se debe a que el cerebro asocia la información con el entorno circundante, y tener diferentes "escenarios" puede hacer que la información sea más destacada.

**Ejercicios de Respiración:** Técnicas de respiración profunda pueden mejorar la concentración y la oxigenación del cerebro, lo que facilita el aprendizaje.

**Desafíos y Objetivos:** Establecer objetivos claros y medibles y desafiarte a ti mismo para alcanzarlos puede servir como motivación y fortalecer la inversión en el aprendizaje.

**Retroalimentación Continua:** Pedir retroalimentación o hacer autoevaluaciones regulares puede ayudar a identificar áreas de mejora y garantizar que estás avanzando en la dirección correcta.

Recuerda siempre que cada persona tiene su propio estilo de aprendizaje, y lo que funciona para una persona puede no funcionar para otra. La clave está en la exploración y la experimentación para encontrar la combinación adecuada de técnicas y métodos que funcionen mejor para ti.

El camino hacia una memoria efectiva y duradera no es lineal y varía de persona a persona. Además de los métodos mencionados anteriormente, existen tácticas y estrategias adicionales que pueden optimizar la capacidad de una persona para recordar y aplicar lo que ha aprendido:

**Mapas Mentales:** Esta técnica, ideada por Tony Buzan, se basa en la creación de diagramas que representan ideas, palabras y conceptos en relación entre sí. Crear un mapa mental puede ayudar a visualizar y estructurar la información en un formato más digerible.

**Asociación:** Asociar nueva información con imágenes, sonidos o conceptos familiares puede facilitar su memorización. Por ejemplo, si estás tratando de recordar un término complicado, podrías asociarlo con una palabra o imagen similar que ya conozcas.

**Técnica de los Lugares:** Esta antigua técnica de memorización implica asociar información con lugares específicos en un entorno familiar, como las habitaciones de tu casa. Cuando deseas recordar la información, simplemente "recorres" mentalmente el lugar y "recoges" la información de cada sitio.

**Repetición Espaciada:** Estudiar información en intervalos regulares, en lugar de intentar memorizar todo de una vez (cramming), puede mejorar significativamente la retención. Esta técnica aprovecha el llamado "efecto de espaciado".

**Grupos de Estudio:** Trabajar con otros puede ofrecer diferentes perspectivas y métodos de memorización. Explicar un concepto a alguien más también puede ayudarte a comprenderlo mejor y a fijarlo en la memoria.

**Dormir Bien:** El sueño desempeña un papel crucial en la consolidación de la memoria. Asegurarte de tener un sueño de calidad y dormir lo suficiente puede tener un impacto significativo en tu capacidad para memorizar información.

**Técnicas de Relajación:** Reducir el estrés y la ansiedad puede ayudar a mejorar la memoria. Técnicas como el yoga, el tai chi o la respiración profunda pueden ayudar a calmar la mente y mejorar la retención de información.

**Nutrición:** Una dieta equilibrada que incluye alimentos como nueces, pescados ricos en omega-3, frutas y verduras puede respaldar la función cerebral y, por lo tanto, la memoria.

**Ejercicio Físico:** La actividad física regular puede mejorar la circulación sanguínea en el cerebro, fortaleciendo así la memoria y otras funciones cognitivas.

**Mantener una Mentalidad Abierta:** Ser curioso y tener una mentalidad abierta puede hacerte más receptivo a la información. La curiosidad es un poderoso motor de aprendizaje y puede ayudar a que la información sea más interesante y relevante.

**Reducir las Distracciones:** Encontrar un entorno de estudio tranquilo, libre de distracciones como la televisión, los teléfonos móviles o los ruidos de fondo, puede ayudarte a concentrarte mejor en el material de estudio.

**Rituales:** Establecer rituales, como escuchar cierta música mientras estudias, puede crear una asociación entre esa música y el aprendizaje, facilitando la memorización.

Es esencial reconocer que no todas las técnicas funcionarán para todos. Personalizar tu propio método de estudio y adaptar las técnicas según tus necesidades es fundamental para maximizar la efectividad del aprendizaje.

El arte de memorizar y estudiar de manera efectiva es un campo complejo que tiene raíces tanto en la ciencia como en la experiencia individual. La capacidad de retener y recuperar información no se basa únicamente en lo que se lee o se escucha, sino también en cómo se procesa, organiza y, finalmente, se repasa esa información.

En primer lugar, es fundamental comprender que cada individuo tiene su propio estilo de aprendizaje. Algunos pueden beneficiarse de métodos visuales, mientras que otros podrían encontrar más útil el enfoque auditivo o cinestésico. Conocer y aprovechar tu estilo de aprendizaje óptimo es el primer paso para una memorización eficaz.

Las técnicas de estudio mencionadas, como los mapas mentales, la repetición espaciada o la asociación, no son simples estrategias que se adopten mecánicamente, sino herramientas que se integran en un enfoque holístico del aprendizaje. Esto implica considerar no solo lo que se está estudiando, sino también cómo, cuándo y dónde se está estudiando.

Por ejemplo, la investigación ha demostrado la importancia del contexto en el estudio. Si estudias en un entorno similar al que luego tendrás que recuperar la información (por ejemplo, en un examen), tu memoria podría beneficiarse. De igual manera, mantener la coherencia en las rutinas, como el horario y el lugar de estudio, puede consolidar aún más el proceso de memorización.

La nutrición y la actividad física, a menudo pasadas por alto, desempeñan un papel crucial en el aprendizaje. Un cerebro bien alimentado y oxigenado funciona mejor, lo que se traduce en una mejor retención de información. Además, el sueño, además de ser un descanso físico, es esencial para la consolidación de la memoria. Durante el sueño, el cerebro procesa y organiza la información adquirida, lo que la hace más fácilmente accesible en el futuro.

Finalmente, si bien la tecnología ofrece herramientas valiosas para respaldar el aprendizaje, también es una de las principales fuentes de distracción. Por eso, es vital aprender a gestionar y limitar estas distracciones para garantizar sesiones de estudio productivas.

En conclusión, estudiar y memorizar de manera efectiva es una habilidad que se desarrolla con el tiempo y requiere una profunda introspección y adaptabilidad. No se trata solo de cantidad (cuántas horas se estudia), sino de calidad. Implementar estrategias efectivas, mantenerse actualizado sobre las últimas investigaciones en educación y, sobre todo, adoptar un enfoque holístico del aprendizaje pueden marcar la diferencia entre una información olvidada y una sólidamente arraigada en la memoria a largo plazo.

## 19. Pruebas de Evaluación • Cuestionarios y ejercicios para evaluar su comprensión.

Si bien los métodos de estudio son fundamentales para adquirir conocimientos, las pruebas de evaluación representan herramientas esenciales para comprender la profundidad y solidez de esos conocimientos. Someterse a pruebas regulares puede ayudar a identificar lagunas en la comprensión, fortalecer la memoria y aumentar la confianza en las propias habilidades. Veamos en detalle cómo las pruebas de evaluación, en particular los cuestionarios y ejercicios, pueden utilizarse como herramientas efectivas en el aprendizaje.

**1. Tipos de Pruebas:** Existen varios tipos de pruebas, cada una con un objetivo diferente. Los cuestionarios de opción múltiple son excelentes para evaluar la capacidad de reconocimiento de información. Las preguntas abiertas, por otro lado, ponen a prueba la capacidad de recuperación y articulación de información sin sugerencias. Las pruebas prácticas o simulaciones pueden evaluar la competencia en situaciones reales.

**2. Retroalimentación Inmediata:** Una ventaja de los cuestionarios digitales es la posibilidad de recibir retroalimentación inmediata. Esto permite identificar y corregir de inmediato posibles errores, consolidando así el aprendizaje.

**3. Efectividad de la Recuperación**: La práctica de la recuperación, es decir, el intento de recordar información de la memoria, es una de las técnicas de estudio más efectivas. Los cuestionarios y ejercicios obligan a los estudiantes a recuperar información, fortaleciendo las conexiones neuronales y aumentando la probabilidad de recordar esa información en el futuro.

**4. Identificación de Lagunas:** A través de las pruebas, los estudiantes pueden identificar áreas de debilidad en su conocimiento. Esto permite enfocarse en esas áreas durante las sesiones de estudio, garantizando un aprendizaje más completo.

**5. Simulación de Condiciones Reales**: Realizar cuestionarios y ejercicios en condiciones similares a las de un examen real puede ayudar a reducir la ansiedad ante las pruebas y mejorar el desempeño cuando se enfrentan a una evaluación real.

**6. Mejora Continua:** Además de identificar lagunas en el conocimiento, las pruebas de evaluación también pueden utilizarse como punto de referencia para monitorear el progreso con el tiempo. A través de pruebas repetidas sobre un tema, es posible ver cómo mejora la comprensión y la memoria, proporcionando una retroalimentación motivadora.

**7. Estimulación de la Metacognición:** La metacognición se refiere a la "reflexión sobre el aprendizaje". Enfrentarse a preguntas de prueba difíciles puede estimular la reflexión sobre cómo se aprende, cuáles estrategias de estudio son más efectivas y cómo se puede mejorar en el futuro.

**8. Diversidad de Preguntas:** Una buena prueba de evaluación tendrá una variedad de preguntas que cubran diferentes aspectos del tema. Esto asegura que la comprensión sea completa y no se limite a una área específica.

**9. Herramientas en Línea:** Existen numerosas plataformas en línea que permiten a los estudiantes crear, compartir y tomar cuestionarios sobre diversos temas. Estas herramientas pueden ser especialmente útiles para el aprendizaje a distancia o la revisión independiente.

En conclusión, las pruebas de evaluación, en particular los cuestionarios y ejercicios, son herramientas invaluables en el proceso de aprendizaje. No solo ayudan a fortalecer la memoria y la comprensión, sino que también ofrecen retroalimentación valiosa que puede guiar las futuras sesiones de estudio. Utilizados adecuadamente, pueden pasar de ser fuentes de estrés a poderosos aliados en la adquisición y consolidación de conocimientos.

Las pruebas de evaluación son fundamentales en la educación y la formación por muchas razones. Además de ayudar a los estudiantes a medir lo que han aprendido, también ofrecen a los docentes la oportunidad de comprender qué tan efectiva ha sido su enseñanza. Pero más allá de estos objetivos primarios, hay mucho más por descubrir sobre la importancia y eficacia de las pruebas de evaluación.

Profundización y Aplicación del Conocimiento: Cuando los estudiantes saben que enfrentarán una prueba o un cuestionario, tienden a estudiar de manera más exhaustiva. Esto se debe a que la perspectiva de ser evaluados motiva a los estudiantes a no quedarse solo con una comprensión superficial, sino a buscar la aplicación y correlación de la información aprendida. Este tipo de estudio produce un aprendizaje más duradero y significativo.

Desarrollo de Habilidades de Pensamiento Crítico: Muchas pruebas, especialmente las que presentan preguntas abiertas o casos de estudio, requieren que los estudiantes apliquen su conocimiento en situaciones nuevas o complejas. Esto puede estimular y desarrollar habilidades de pensamiento crítico, ya que los estudiantes deben evaluar, analizar y sintetizar información en lugar de depender simplemente de la memorización.

**Promoción de la Responsabilidad:** Saber que habrá un examen puede motivar a los estudiantes a asumir la responsabilidad de su propio aprendizaje. En lugar de depender exclusivamente del profesor o de recursos externos, los estudiantes aprenden a evaluar sus propias habilidades y a reconocer dónde necesitan estudiar más o aclarar dudas.

**Adaptación a Diferentes Modalidades de Aprendizaje:** Los exámenes pueden estructurarse de muchas formas diferentes: cuestionarios de opción múltiple, preguntas abiertas, ejercicios prácticos, simulaciones y más. Esta variedad puede tener en cuenta las diferentes modalidades de aprendizaje de los estudiantes. Mientras algunos pueden destacar al responder preguntas escritas, otros pueden demostrar su comprensión mejor a través de ejercicios prácticos o simulaciones.

**Fortalecimiento de la Memoria a Largo Plazo:** La práctica de recuperar información, desencadenada por los exámenes, puede fortalecer la memoria a largo plazo. Cada vez que se recuerda información de la memoria, la huella de esa información en el cerebro se fortalece. Por lo tanto, paradójicamente, ser evaluado en algo puede ayudar a recordar esa cosa durante más tiempo.

**Mejora de la Concentración y la Atención:** Cuando los estudiantes se preparan para un examen, tienden a enfocar su atención y concentración en el tema en cuestión. Esto puede ayudar a reducir las distracciones y mejorar la profundidad de la comprensión.

**Fomento del Aprendizaje Colaborativo:** Aunque muchos exámenes son individuales, la preparación para ellos a menudo puede ser una actividad colaborativa. Los estudiantes pueden estudiar juntos, hacerse preguntas mutuas o discutir conceptos complicados. Este tipo de aprendizaje colaborativo puede fortalecer la comprensión y ofrecer diferentes puntos de vista sobre el mismo tema.

En resumen, aunque los exámenes de evaluación a menudo se ven como una forma de asignar calificaciones o evaluar habilidades, tienen muchas otras funciones valiosas en la educación. Ofrecen oportunidades para el aprendizaje en profundidad, el fortalecimiento de la memoria, el desarrollo del pensamiento crítico y mucho más. Y, tal vez lo más importante de todo, pueden brindar a los estudiantes una comprensión clara de dónde se encuentran en su camino de aprendizaje y hacia dónde deben dirigirse.

Además de los aspectos pedagógicos de los exámenes de evaluación, es igualmente crucial observar los diversos formatos y métodos de evaluación, así como las implicaciones psicológicas y su papel en el mundo digital de hoy.

**Diversidad en los Formatos de Examen:** No todos los exámenes se crean de la misma manera. Además de los tradicionales cuestionarios de opción múltiple, existen preguntas de respuesta corta, exámenes basados en proyectos, presentaciones orales y evaluaciones prácticas. Cada formato tiene su propio conjunto de ventajas. Por ejemplo, mientras que los cuestionarios de opción múltiple pueden medir la capacidad de reconocer la respuesta correcta entre diferentes opciones, las preguntas de respuesta abierta pueden evaluar la capacidad del estudiante para expresarse y presentar un argumento.

**Implicaciones Psicológicas de las Pruebas:** Los estudiantes reaccionan de manera diversa ante las pruebas. Mientras algunos pueden encontrar la evaluación estimulante y motivadora, otros pueden encontrarla estresante o generadora de ansiedad. Esto puede depender de una serie de factores, incluyendo experiencias previas con las pruebas, preparación, estilo de aprendizaje e incluso personalidad. Reconocer la ansiedad ante las pruebas y proporcionar recursos para ayudar a los estudiantes a manejarla es fundamental.

**Papel de las Pruebas en el Mundo Digital:** Con la llegada de la tecnología, las pruebas en línea se han vuelto cada vez más comunes. Estas ofrecen una serie de ventajas, como flexibilidad en cuanto a tiempo y lugar, evaluación automatizada y retroalimentación inmediata de los resultados. Sin embargo, también presentan desafíos, como garantizar la integridad de la prueba en un entorno no supervisado.

**Retroalimentación Continua:** Otro aspecto crucial de las pruebas es la retroalimentación. Las pruebas no deben servir solo como una forma de asignar una calificación, sino también como un medio para proporcionar a los estudiantes información sobre su desempeño. La retroalimentación constructiva puede ayudar a los estudiantes a identificar áreas en las que necesitan mejorar y desarrollar estrategias para abordar sus deficiencias.

**Adaptabilidad de las Pruebas:** En algunos entornos, las pruebas son adaptables, lo que significa que se ajustan al nivel de habilidad del estudiante. Si un estudiante responde correctamente a una pregunta, la siguiente pregunta podría ser más difícil. Esto puede ofrecer una evaluación más precisa de las habilidades del estudiante.

**Papel de las Pruebas en la Educación Continua:** No solo los estudiantes enfrentan pruebas durante su educación formal, sino que muchas profesiones requieren evaluaciones continuas, como exámenes de certificación o renovación de licencias. Estas pruebas aseguran que los profesionales mantengan y actualicen sus habilidades.

**Integración con Otras Herramientas:** En muchos entornos de aprendizaje modernos, las pruebas se integran con otras herramientas, como sistemas de gestión del aprendizaje (LMS), registros de calificaciones digitales y plataformas de aprendizaje personalizado. Esta integración puede ofrecer una visión más completa del desempeño y el progreso del estudiante.

**De hecho, la evaluación es un campo complejo y en constante evolución, con muchas facetas a considerar. Cuando se utilizan de manera efectiva, las pruebas de evaluación pueden ser una herramienta valiosa no solo para medir, sino también para mejorar el aprendizaje. Sin embargo, al igual que con cualquier herramienta, es fundamental utilizarlas con cuidado y reflexión.**

**Las pruebas de evaluación son herramientas fundamentales en el mundo educativo y profesional. Más allá de la simple medición de conocimientos, proporcionan información valiosa sobre varios aspectos del aprendizaje y el desarrollo de habilidades.**

**Características de las Buenas Pruebas:** No todas las pruebas son efectivas para medir lo que pretenden evaluar. Una buena evaluación debe ser válida, lo que significa que mide lo que pretende medir. También debe ser confiable, produciendo resultados consistentes con el tiempo. Además, las pruebas deben ser justas, es decir, no favorecer ni penalizar injustamente a ciertos grupos de estudiantes.

**Tipos de Evaluación:** Además de la evaluación sumativa tradicional, que tiende a verificar el conocimiento al final de un módulo o curso, existe la evaluación formativa. Esta se lleva a cabo durante el proceso de aprendizaje y tiene como objetivo proporcionar retroalimentación inmediata a los estudiantes, ayudándoles a identificar y corregir deficiencias en su aprendizaje.

**Integración de la Tecnología:** Con la digitalización, las pruebas pueden incluir ahora elementos multimedia como video, audio o simulaciones interactivas. Estos elementos pueden enriquecer la experiencia de evaluación y hacer que las pruebas se asemejen más a situaciones reales o aplicativas.

**Pruebas Adaptativas:** Como se mencionó anteriormente, algunas pruebas están diseñadas para adaptarse al nivel de habilidad del estudiante. Estas pruebas adaptativas pueden ser particularmente útiles en entornos en línea o en situaciones en las que se desee obtener una medición precisa y eficiente de las habilidades de un estudiante.

**Evaluación entre Pares:** Otro enfoque de la evaluación implica el uso de pares. En la evaluación entre pares, los estudiantes evalúan el trabajo de sus compañeros. Esto puede ofrecer una perspectiva diferente y también puede ayudar a los estudiantes a desarrollar habilidades de evaluación crítica.

**Autoevaluación:** La capacidad de autoevaluarse es fundamental para el desarrollo de la autonomía y la metacognición. Preguntar a los estudiantes que reflexionen y evalúen su propio trabajo puede ofrecer información valiosa y ayudarles a convertirse en aprendices más independientes.

**Desafíos en la Creación de Pruebas:** Crear una prueba justa y válida puede ser complicado. Las preguntas deben ser claras y libres de ambigüedades. Además, es esencial asegurarse de que la prueba no contenga sesgos culturales o lingüísticos que puedan penalizar injustamente a ciertos estudiantes.

**Ética en la Evaluación:** La evaluación conlleva una serie de responsabilidades éticas. Por ejemplo, la información de los estudiantes debe tratarse de manera confidencial. Además, es fundamental proporcionar retroalimentación que sea útil y motivadora, en lugar de desmoralizante.

**Papel de las Pruebas en la Educación Continua:** Como se mencionó anteriormente, las pruebas no se limitan al ámbito educativo. Muchas profesiones requieren evaluaciones regulares para asegurarse de que los profesionales mantengan y actualicen sus habilidades a lo largo del tiempo.

**En resumen, la evaluación es un campo complejo con muchas facetas. Cuando se utiliza de manera adecuada, puede ser una herramienta poderosa para impulsar el aprendizaje y guiar la enseñanza.**

**Los Test de Evaluación:** Por su propia naturaleza, los test de evaluación son una herramienta que permite destacar el nivel de preparación de un individuo en un tema específico. Pero hay múltiples aspectos y consideraciones que surgen al profundizar en el tema.

**Análisis de Datos:** Una vez que se administra un test, los datos recopilados pueden analizarse para identificar tendencias, puntos fuertes y áreas de mejora. El análisis puede revelar si una pregunta en particular era demasiado difícil o demasiado fácil, o si había preguntas que confundieron a los estudiantes. Estos datos luego pueden utilizarse para mejorar el test en el futuro o modificar las estrategias de enseñanza.

**Retroalimentación Inmediata vs. Retroalimentación Retardada:** Mientras que algunos tests proporcionan retroalimentación inmediata, permitiendo que los estudiantes conozcan sus errores de inmediato, otros retrasan la retroalimentación. Esta última opción puede tomarse por varias razones, como dar a los estudiantes la oportunidad de reflexionar sobre sus respuestas o evitar que compartan las preguntas y respuestas con otros que aún deben tomar el test.

**Tests Estandarizados vs. Tests Personalizados:** Mientras que los tests estandarizados se administran a grandes grupos y están diseñados para proporcionar una medición consistente, los tests personalizados a menudo son creados por maestros individuales o instituciones para evaluar objetivos de aprendizaje específicos. Estos últimos pueden adaptarse para reflejar el currículo específico o las necesidades de una clase en particular.

**Importancia de la Práctica:** La exposición regular a cuestionarios y tests puede ayudar a los estudiantes a sentirse más cómodos con el formato y a desarrollar estrategias efectivas para abordarlos. Esto es especialmente cierto cuando se trata de pruebas de alto riesgo, como exámenes estatales o de certificación.

**Uso de Simulaciones:** En algunos campos, como la medicina o la ingeniería, un test tradicional en papel puede no ser suficiente. Las simulaciones, que replican situaciones reales, pueden utilizarse para evaluar la capacidad de los estudiantes para aplicar sus conocimientos en un contexto práctico.

**Tests de Respuesta Abierta vs. Tests de Opción Múltiple:** Mientras que los tests de opción múltiple son más fáciles de calificar y pueden cubrir una amplia gama de contenido en poco tiempo, los tests de respuesta abierta permiten a los estudiantes expresar sus pensamientos de manera más detallada. Estos últimos pueden proporcionar información valiosa sobre la profundidad de comprensión del estudiante.

**Riesgo de Trampa:** Con la llegada de la tecnología y el acceso facilitado a la información, el riesgo de que los estudiantes hagan trampa durante los tests ha aumentado. Esto requiere métodos de evaluación más sofisticados y soluciones contra el fraude para mantener la integridad de la evaluación.

**Consideraciones Culturales:** Es fundamental que los tests estén libres de prejuicios culturales. Una pregunta que podría ser clara y directa en una cultura podría ser ambigua o confusa en otra.

**Costos Asociados:** La creación, administración y corrección de los tests puede ser costosa. Esto incluye no solo costos financieros sino también el tiempo invertido tanto por los educadores como por los estudiantes.

**Equilibrio entre Evaluación y Aprendizaje:** Finalmente, es fundamental encontrar un equilibrio entre el tiempo dedicado a la evaluación y el tiempo dedicado al aprendizaje real. Si bien la evaluación es fundamental, nunca debe eclipsar el objetivo principal: el aprendizaje.

Estos son solo algunos de los aspectos clave relacionados con los tests de evaluación. Como siempre, el objetivo final debe ser asegurarse de que la evaluación respalde y enriquezca el proceso de aprendizaje.

**Dentro del amplio panorama de las técnicas de evaluación, surgen una serie de consideraciones adicionales cuando se trata de optimizar el aprendizaje y mejorar la experiencia del examinado.**

**Adaptabilidad de los Tests:** Algunos tests, especialmente los digitales, pueden adaptarse en tiempo real a las respuestas de los estudiantes. Si un estudiante responde correctamente a una serie de preguntas, el test podría presentar preguntas más difíciles y viceversa. Este tipo de evaluación, llamada evaluación adaptativa, tiene como objetivo identificar con precisión el nivel de competencia del estudiante, reduciendo la frustración y la ansiedad.

**Entorno del Test:** El entorno en el que se realiza un test puede afectar significativamente el rendimiento del estudiante. Factores como la iluminación, el nivel de ruido, la temperatura y la disposición de los asientos pueden influir en la concentración y el bienestar del estudiante. Asegurarse de que los estudiantes estén físicamente cómodos puede reducir las distracciones y permitir una evaluación más precisa de sus habilidades.

**Evaluación Entre Pares:** En algunos contextos, los estudiantes pueden estar involucrados en el proceso de evaluación, evaluando el trabajo de sus compañeros. Esto puede desarrollar habilidades críticas y permitir una mayor reflexión sobre las propias habilidades y las de otros.

**Repetición y Espaciado:** En psicología, el efecto de espaciado sugiere que las personas tienden a recordar mejor la información si su revisión se espacia en el tiempo en lugar de concentrarse en un corto período. Introducir cuestionarios o tests de evaluación periódicamente durante un curso puede ayudar a consolidar el aprendizaje.

**Evaluación Formativa vs. Sumativa:** Mientras que la evaluación sumativa tiene como objetivo evaluar cuánto ha aprendido un estudiante al final de un módulo o curso, la evaluación formativa se lleva a cabo durante el proceso de aprendizaje y ayuda a modelar y guiar la enseñanza y el aprendizaje en curso. Ambas formas de evaluación tienen valor, pero es esencial reconocer sus diferencias y aplicarlas adecuadamente.

**Los Test de Evaluación:** Por su propia naturaleza, los test de evaluación son una herramienta que permite destacar el nivel de preparación de un individuo en un tema específico. Pero hay múltiples aspectos y consideraciones que surgen al profundizar en el tema.

**Análisis de Datos:** Una vez que se administra un test, los datos recopilados pueden analizarse para identificar tendencias, puntos fuertes y áreas de mejora. El análisis puede revelar si una pregunta en particular era demasiado difícil o demasiado fácil, o si había preguntas que confundieron a los estudiantes. Estos datos luego pueden utilizarse para mejorar el test en el futuro o modificar las estrategias de enseñanza.

**Retroalimentación Inmediata vs. Retroalimentación Retardada:** Mientras que algunos tests proporcionan retroalimentación inmediata, permitiendo que los estudiantes conozcan sus errores de inmediato, otros retrasan la retroalimentación. Esta última opción puede tomarse por varias razones, como dar a los estudiantes la oportunidad de reflexionar sobre sus respuestas o evitar que compartan las preguntas y respuestas con otros que aún deben tomar el test.

**Tests Estandarizados vs. Tests Personalizados:** Mientras que los tests estandarizados se administran a grandes grupos y están diseñados para proporcionar una medición consistente, los tests personalizados a menudo son creados por maestros individuales o instituciones para evaluar objetivos de aprendizaje específicos. Estos últimos pueden adaptarse para reflejar el currículo específico o las necesidades de una clase en particular.

**Importancia de la Práctica:** La exposición regular a cuestionarios y tests puede ayudar a los estudiantes a sentirse más cómodos con el formato y a desarrollar estrategias efectivas para abordarlos. Esto es especialmente cierto cuando se trata de pruebas de alto riesgo, como exámenes estatales o de certificación.

**Uso de Simulaciones:** En algunos campos, como la medicina o la ingeniería, un test tradicional en papel puede no ser suficiente. Las simulaciones, que replican situaciones reales, pueden utilizarse para evaluar la capacidad de los estudiantes para aplicar sus conocimientos en un contexto práctico.

**Tests de Respuesta Abierta vs. Tests de Opción Múltiple:** Mientras que los tests de opción múltiple son más fáciles de calificar y pueden cubrir una amplia gama de contenido en poco tiempo, los tests de respuesta abierta permiten a los estudiantes expresar sus pensamientos de manera más detallada. Estos últimos pueden proporcionar información valiosa sobre la profundidad de comprensión del estudiante.

**Riesgo de Trampa:** Con la llegada de la tecnología y el acceso facilitado a la información, el riesgo de que los estudiantes hagan trampa durante los tests ha aumentado. Esto requiere métodos de evaluación más sofisticados y soluciones contra el fraude para mantener la integridad de la evaluación.

**Consideraciones Culturales:** Es fundamental que los tests estén libres de prejuicios culturales. Una pregunta que podría ser clara y directa en una cultura podría ser ambigua o confusa en otra.

**Costos Asociados:** La creación, administración y corrección de los tests puede ser costosa. Esto incluye no solo costos financieros sino también el tiempo invertido tanto por los educadores como por los estudiantes.

**Equilibrio entre Evaluación y Aprendizaje:** Finalmente, es fundamental encontrar un equilibrio entre el tiempo dedicado a la evaluación y el tiempo dedicado al aprendizaje real. Si bien la evaluación es fundamental, nunca debe eclipsar el objetivo principal: el aprendizaje.

Estos son solo algunos de los aspectos clave relacionados con los tests de evaluación. Como siempre, el objetivo final debe ser asegurarse de que la evaluación respalde y enriquezca el proceso de aprendizaje.

**Dentro del amplio panorama de las técnicas de evaluación, surgen una serie de consideraciones adicionales cuando se trata de**

**optimizar el aprendizaje y mejorar la experiencia del examinado.**

**Adaptabilidad de los Tests:** Algunos tests, especialmente los digitales, pueden adaptarse en tiempo real a las respuestas de los estudiantes. Si un estudiante responde correctamente a una serie de preguntas, el test podría presentar preguntas más difíciles y viceversa. Este tipo de evaluación, llamada evaluación adaptativa, tiene como objetivo identificar con precisión el nivel de competencia del estudiante, reduciendo la frustración y la ansiedad.

**Entorno del Test:** El entorno en el que se realiza un test puede afectar significativamente el rendimiento del estudiante. Factores como la iluminación, el nivel de ruido, la temperatura y la disposición de los asientos pueden influir en la concentración y el bienestar del estudiante. Asegurarse de que los estudiantes estén físicamente cómodos puede reducir las distracciones y permitir una evaluación más precisa de sus habilidades.

**Evaluación Entre Pares:** En algunos contextos, los estudiantes pueden estar involucrados en el proceso de evaluación, evaluando el trabajo de sus compañeros. Esto puede desarrollar habilidades críticas y permitir una mayor reflexión sobre las propias habilidades y las de otros.

**Repetición y Espaciado:** En psicología, el efecto de espaciado sugiere que las personas tienden a recordar mejor la información si su revisión se espacia en el tiempo en lugar de concentrarse en un corto período. Introducir cuestionarios o tests de evaluación periódicamente durante un curso puede ayudar a consolidar el aprendizaje.

**Evaluación Formativa vs. Sumativa:** Mientras que la evaluación sumativa tiene como objetivo evaluar cuánto ha aprendido un estudiante al final de un módulo o curso, la evaluación formativa se lleva a cabo durante el proceso de aprendizaje y ayuda a modelar y guiar la enseñanza y el aprendizaje en curso. Ambas formas de evaluación tienen valor, pero es esencial reconocer sus diferencias y aplicarlas adecuadamente.

*Feedback Constructivo:* Más allá de la simple corrección de respuestas, proporcionar un feedback constructivo puede ser fundamental para el aprendizaje. El feedback que explica por qué una respuesta es incorrecta y cómo llegar a la respuesta correcta puede ayudar a los estudiantes a comprender mejor el material y evitar errores futuros.

*Prevención de la Ansiedad ante los Tests:* Muchos estudiantes experimentan ansiedad cuando se enfrentan a pruebas o exámenes. Brindar recursos y estrategias para manejar esta ansiedad, como técnicas de respiración o visualización, puede mejorar no solo el bienestar del estudiante, sino también su rendimiento.

***Tecnología y la Integridad de los Tests:*** Como se mencionó anteriormente, la tecnología ha facilitado que los estudiantes hagan trampa. Sin embargo, la tecnología también puede utilizarse para mantener la integridad de los tests. Por ejemplo, existen software que pueden monitorear a los estudiantes durante los tests en línea, asegurando que no consulten recursos externos.

***Involucramiento de los Estudiantes en la Creación de Tests:*** Involucrar a los estudiantes en la creación de preguntas para cuestionarios o tests puede ser una estrategia de aprendizaje efectiva. Esto puede ayudarlos a reflexionar profundamente sobre el material y a identificar las áreas clave en las que deben enfocarse.

La evaluación, en todas sus formas, sigue siendo una herramienta esencial en la educación. Sin embargo, para asegurar que realmente sirva al aprendizaje, es fundamental considerar la amplia gama de factores y técnicas que influyen en la experiencia de evaluación.

La evaluación es un componente fundamental del proceso educativo. Proporciona retroalimentación tanto a los estudiantes como a los educadores, mostrando qué conceptos han sido comprendidos y qué áreas requieren más atención o reflexión. El uso de pruebas y ejercicios para evaluar la comprensión es una práctica consolidada en el campo de la educación, pero, como hemos visto, hay mucho más debajo de la superficie de estas herramientas aparentemente simples.

En primer lugar, es esencial reconocer que cada estudiante es un individuo y que los métodos tradicionales de evaluación pueden no capturar con precisión las habilidades y capacidades de todos. Por ejemplo, los estudiantes con ansiedad ante los tests pueden no rendir al máximo en un entorno de examen tradicional, pero pueden sobresalir en evaluaciones alternativas o en situaciones más informales. Por eso, la diversificación de las técnicas de evaluación, incluyendo la evaluación entre pares o la autoevaluación, puede ofrecer una visión más completa y precisa de las habilidades de los estudiantes.

Además, la tecnología ha revolucionado la forma en que podemos llevar a cabo y analizar las evaluaciones. Con el auge de la educación digital y en línea, ahora tenemos acceso a herramientas sofisticadas que pueden adaptarse en tiempo real, proporcionando preguntas basadas en el nivel de competencia del estudiante o rastreando de manera precisa las áreas en las que los estudiantes luchan más. Sin embargo, con estas oportunidades también llegan desafíos, como mantener la integridad de las evaluaciones en un entorno en línea.

La importancia de la retroalimentación no puede subestimarse. Además de proporcionar una evaluación de respuestas correctas o incorrectas, la retroalimentación detallada y constructiva guía el aprendizaje futuro. Ayuda a los estudiantes a comprender sus errores, brindándoles la oportunidad de reflexionar sobre su pensamiento y mejorar.

Finalmente, la evaluación no se limita a probar el conocimiento; también es una herramienta para el propio aprendizaje. La introducción de técnicas de repetición y espaciado, por ejemplo, puede ayudar a los estudiantes a consolidar y fortalecer la memoria a largo plazo. Del mismo modo, la participación de los estudiantes en la creación de pruebas puede estimular una reflexión más profunda sobre el material de estudio.

En conclusión, aunque la evaluación es un elemento esencial de la educación, es fundamental que se realice de manera reflexiva e informada. Las pruebas y ejercicios deben considerarse no solo como una medida de desempeño, sino también como un recurso pedagógico poderoso capaz de guiar, informar y enriquecer el proceso de aprendizaje de cada estudiante.

***Recursos Adicionales:*** Libros, sitios web, aplicaciones, cursos para estudios adicionales.

### *Recursos Adicionales - Libros, Sitios Web, Aplicaciones, Cursos para Estudios Adicionales*

En una sociedad en constante evolución y digitalización, tener recursos adicionales confiables es crucial para mantener o ampliar el propio conocimiento. Estos recursos no solo ofrecen una profundización en temas específicos, sino también métodos de aprendizaje alternativos que pueden ser más adecuados para diferentes estilos de aprendizaje. Veamos algunas categorías de recursos y por qué pueden ser fundamentales en el proceso de aprendizaje.

**1. Libros:** Los libros siguen siendo una de las principales fuentes de conocimiento. A pesar de la proliferación de recursos digitales, el formato impreso ofrece un enfoque tangible y a menudo más detallado para el aprendizaje. Hay diversas publicaciones académicas, manuales y textos de referencia que cubren una amplia gama de temas, proporcionando conocimientos detallados.

- *Ventajas:* Profundización detallada, capacidad de hacer anotaciones, acceso sin conexión.

**2. Sitios Web:** La web es una fuente inestimable de información. Diversos sitios académicos, universitarios, de investigación, así como blogs y foros, pueden ofrecer actualizaciones, últimas investigaciones y discusiones sobre diversos temas.

- *Ventajas:* Acceso a información actualizada, una amplia gama de fuentes, interacción y posibilidad de participar en discusiones.

**3. Aplicaciones:** Los teléfonos inteligentes y las tabletas han dado lugar a una gran cantidad de aplicaciones educativas. Estas aplicaciones pueden variar desde tarjetas de memoria digitales hasta cuestionarios y simuladores, entre otros.

- *Ventajas:* Accesibilidad, interacción, personalización del aprendizaje, seguimiento del progreso.

**4. Cursos en línea:** Plataformas como Coursera, Udemy, edX, entre otras, ofrecen cursos sobre casi cualquier tema imaginable. Estos cursos pueden variar desde lecciones breves hasta programas universitarios completos.

- *Ventajas:* Flexibilidad, una amplia gama de temas, acceso a profesores de renombre mundial, certificados y acreditaciones.

Además de las categorías mencionadas anteriormente, también es importante destacar talleres, seminarios, webinarios y conferencias como recursos valiosos para el aprendizaje y la creación de redes. Las asociaciones profesionales a menudo ofrecen tales eventos como parte de sus servicios a los miembros.

En conclusión, en un mundo donde la información está al alcance de un clic, es crucial saber dónde buscar y cómo evaluar la calidad de los recursos. El aprendizaje no se limita al aula; con los recursos adecuados, puede ocurrir en cualquier lugar y en cualquier momento. Por lo tanto, es fundamental para cualquier persona, ya sea un estudiante, un profesional o simplemente un entusiasta, contar con una serie de recursos confiables para profundizar, verificar y ampliar su conocimiento.

**Además de los canales tradicionales de aprendizaje y los recursos digitales de los que hemos hablado, es interesante notar cómo el aprendizaje se está volviendo cada vez más fluido e integrado en nuestra vida cotidiana. Exploramos algunas tendencias emergentes y otros recursos que podrían resultar útiles.**

**Podcasts y Videos:** Gracias a la creciente popularidad de los podcasts, ahora tenemos la oportunidad de aprender escuchando. Varias plataformas, como Spotify y Apple Podcasts, ofrecen una amplia gama de podcasts educativos que cubren una multitud de temas. Del mismo modo, plataformas como YouTube tienen una amplia colección de videos educativos y conferencias, a menudo creados por expertos en el campo. Estos medios permiten aprender "en movimiento", tal vez durante un viaje en tren o mientras se hace ejercicio.

**Grupos y Comunidades en Línea:** Plataformas como Reddit, Quora y otros foros específicos de la industria son excelentes lugares para aprender de expertos, hacer preguntas y participar en discusiones profundas. No solo se puede acceder a una amplia gama de opiniones y conocimientos, sino que también se tiene la oportunidad de contribuir a las discusiones y compartir su propio conocimiento.

**Realidad Virtual (RV) y Realidad Aumentada (RA):** La tecnología de RV y RA se está aplicando en la educación, ofreciendo experiencias de aprendizaje inmersivas. Ya sea explorando antiguas civilizaciones en RV o utilizando la RA para visualizar modelos tridimensionales de estructuras celulares, estas tecnologías están revolucionando la forma en que interactuamos con la información.

**Plataformas Colaborativas:** Herramientas como Google Docs, Trello y Slack permiten no solo trabajar juntos, sino también aprender de manera colaborativa. A través de la compartición de recursos, retroalimentación mutua y lluvia de ideas, el aprendizaje se convierte en una experiencia colectiva.

**Bibliotecas Digitales:** Aunque las bibliotecas puedan parecer obsoletas, en realidad están evolucionando. Muchas instituciones ahora ofrecen acceso a vastas colecciones digitales, que van desde libros electrónicos hasta revistas académicas y archivos de documentos históricos. Esto hace que la investigación y el aprendizaje sean más accesibles que nunca.

**Aprendizaje Basado en Juegos:** El aprendizaje basado en juegos utiliza mecánicas de juego para enseñar conceptos. Este enfoque está demostrando ser efectivo, especialmente en la educación de los más jóvenes, pero también está encontrando aplicación en la educación de adultos, ofreciendo una forma divertida e interactiva de adquirir nuevas habilidades.

***Redes de Aprendizaje Personal (PLN):*** Un PLN es una red de individuos con los que te conectas para aprender de ellos. Esta red puede incluir colegas, mentores, profesores, blogueros y cualquier otra persona que pueda contribuir a tu aprendizaje profesional.

En resumen, con el avance de la tecnología y la evolución de la pedagogía, las oportunidades de aprendizaje se están volviendo cada vez más diversas, interactivas y personalizadas. El acceso a la información nunca ha sido tan fácil, pero es fundamental saber cómo navegar en este mar de recursos para encontrar aquellos que son realmente valiosos y pertinentes.

La cuestión de los recursos adicionales es crucial en cualquier campo de estudio y práctica. Examinemos en detalle su importancia y sus implicaciones:

***La Importancia de los Recursos Adicionales:*** El crecimiento profesional y el enriquecimiento personal de un individuo dependen no solo de la educación formal, sino también de la capacidad de acceder a una amplia gama de recursos. La educación no termina una vez que se abandona el entorno de clase; más bien, continúa a través de una serie de recursos adicionales que pueden proporcionar información más profunda, aclaraciones y actualizaciones continuas.

***Diversificación de las Fuentes:*** El uso de diferentes recursos garantiza una comprensión integral de un tema. Por ejemplo, mientras que un libro de texto puede proporcionar los conceptos básicos, un podcast o un seminario web puede presentar información actualizada o puntos de vista diferentes que enriquecen aún más la comprensión. Los sitios web y las aplicaciones, debido a su naturaleza dinámica, pueden proporcionar actualizaciones en tiempo real, mientras que las publicaciones tradicionales pueden ofrecer una profundidad y solidez difíciles de igualar por los recursos digitales.

***Mantenerse Actualizado:*** Con la rápida evolución de la ciencia, la tecnología y las profesiones en general, es vital tener acceso a recursos que estén actualizados. Esto permite que los profesionales se mantengan al día, asegurando que sus habilidades y conocimientos estén siempre alineados con los últimos descubrimientos o tendencias.

***Adaptabilidad a los Diferentes Estilos de Aprendizaje:*** No todos aprenden de la misma manera. Algunos pueden preferir contenido visual, como videos o infografías, mientras que otros pueden beneficiarse de lecciones de audio o textos escritos. Tener una amplia gama de recursos asegura que cada individuo pueda encontrar algo que se adapte a su estilo de aprendizaje preferido.

***Networking y Colaboración:*** Al participar en cursos, seminarios o talleres, se tiene la oportunidad no solo de aprender, sino también de establecer conexiones con otros en el campo. Estas conexiones pueden abrir puertas a colaboraciones futuras, intercambio de ideas o incluso oportunidades de carrera.

***Consideraciones Finales:*** En un mundo donde la información es abundante y fácilmente accesible, la clave no es solo saber dónde buscar, sino también ser capaz de discernir la calidad de los recursos. Por lo tanto, mientras se exploran varios recursos adicionales, es esencial desarrollar un agudo sentido crítico, evaluando la credibilidad, precisión y relevancia de la información proporcionada. Además, dedicar tiempo regularmente para actualizar y perfeccionar sus propias habilidades a través de estos recursos no solo es beneficioso, sino esencial en un entorno profesional y académico en constante evolución. En resumen, los recursos adicionales son una parte fundamental de la educación continua, proporcionando las herramientas necesarias para navegar con éxito por el siempre cambiante paisaje del conocimiento moderno.

## Conclusión: Un Viaje en la Ciencia y el Arte del Cálculo en las Ciencias Médicas

La importancia de calcular las dosis correctamente en los tratamientos médicos no puede subestimarse. Un error, incluso mínimo, puede tener graves consecuencias para la salud de los pacientes. Este libro ha abordado varios aspectos de este tema delicado y crucial, desde el proceso fundamental de cálculo hasta la comprensión de las especificidades de ciertas poblaciones, como los pacientes de edad avanzada.

Comenzamos con los fundamentos: el cálculo de las dosis, explorando las fórmulas, técnicas y consideraciones básicas que son esenciales para cualquier profesional médico.

Luego discutimos los límites y las recomendaciones, destacando la importancia de seguir las pautas establecidas y de mantenerse siempre dentro de los límites recomendados.

Los casos clínicos y los errores comunes nos dieron una visión práctica de los desafíos reales que enfrentan los profesionales y de las formas de prevenirlos.

Examinamos la importancia de la doble verificación para garantizar la seguridad, y cómo la tecnología, a través de herramientas tecnológicas, puede ayudar en este proceso.

La legislación y las regulaciones mostraron cómo las reglas y regulaciones son esenciales para garantizar que se sigan las mejores prácticas.

Para no olvidar lo que hemos aprendido, exploramos consejos para estudiar y memorizar, y cómo probar nuestra comprensión a través de cuestionarios y ejercicios.

Finalmente, enfatizamos la importancia de los recursos adicionales, como libros, sitios web, aplicaciones y cursos. Estas herramientas son esenciales para quienes desean profundizar aún más o mantenerse actualizados sobre nuevas investigaciones y descubrimientos.

## *Recursos Web Útiles:*

1. MedCalc - Una fuente en línea para calculadoras médicas.

2. Epocrates - Una aplicación móvil que proporciona información sobre medicamentos, incluyendo dosificaciones.

3. ClinicalKey - Una plataforma de investigación clínica que ofrece acceso a una amplia gama de información, incluyendo pautas de dosificación.

4. SafeMedicationUse - Un sitio dedicado a la prevención de errores de medicación.

5. PharmGuide - Una guía en línea para farmacéuticos y otros profesionales de la salud.

Para aquellos interesados en continuar su viaje de aprendizaje y profundización, recomendamos consultar las asociaciones médicas y farmacéuticas nacionales e internacionales, que a menudo ofrecen cursos, seminarios y publicaciones actualizadas sobre el tema.

En conclusión, esperamos que este libro haya proporcionado una base sólida y los recursos necesarios para garantizar que el proceso de cálculo de las dosis se realice con la máxima precisión y atención.

El bienestar de los pacientes es nuestra principal prioridad, y a través del conocimiento y la formación continua, podemos asegurarnos de hacer todo lo posible para garantizarlo.